CONTRIBUTION A L'ÉTUDE CLINIQUE

DE LA TEMPÉRATURE

DANS

L'ÉCLAMPSIE PUERPÉRALE

PAR

Osmin DIEUDÉ
Docteur en médecine de la Faculté de Paris.

PARIS
OCTAVE DOIN, ÉDITEUR
PLACE DE L'ÉCOLE-DE-MÉDECINE
2, rue Antoine-Dubois, 2
1875

CONTRIBUTION A L'ÉTUDE CLINIQUE

DE LA TEMPÉRATURE

DANS

L'ÉCLAMPSIE PUERPÉRALE

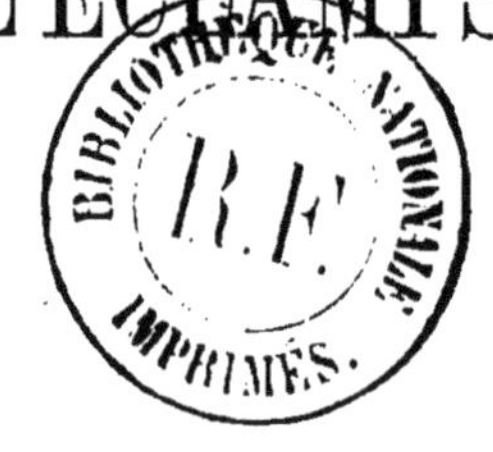

PAR

Osmin DIEUDÉ
Docteur en médecine de la Faculté de Paris.

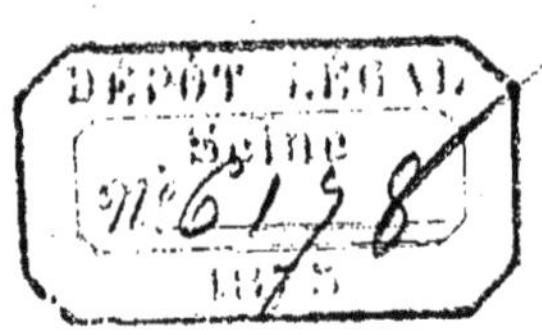

PARIS
OCTAVE DOIN, ÉDITEUR
PLACE DE L'ÉCOLE-DE-MÉDECINE
2, rue Antoine-Dubois, 2
1875

A MON PÈRE, A MA MÈRE,

A MON FRÈRE

A M. LE PROFESSEUR VULPIAN

MON PRÉSIDENT DE THÈSE.

A M. TILLAUX

Professeur agrégé à la Faculté de médecine de Paris,
Chirurgien de l'hôpital Lariboisière.

Je prie MM. Budin et Pinard d'agréer tous mes remercîments.

CONTRIBUTION

A

L'ÉTUDE CLINIQUE DE LA TEMPÉRATURE

DANS

L'ÉCLAMPSIE PUERPÉRALE

CHAPITRE PREMIER

EXPOSÉ BIBLIOGRAPHIQUE

Notre travail ne comportant pas, à proprement parler, *un historique*, nous avons pensé à y suppléer par une sorte d'exposé bibliographique, — nous réservant, bien entendu, de rappeler, dans le cours du sujet, tout ce qui a trait à l'histoire thermométrique de l'éclampsie puerpérale. On pourra, à l'aide de cet exposé, se faire rapidement une idée des travaux publiés jusqu'ici, et, grâce aux indications précises, se reporter avec facilité aux sources originales.

1869. Quincke, *Berlin Kl. Wochenschrift*, n° 29. Une observation unique; M. Bourneville n'eut connaissance de cette observation qu'après ses premiers travaux sur l'éclampsie.

1871. *Société de Biologie* (*Annales de la*). Pages 71-77. Communication. 3 observations, accompagnées de conclusions (Id.).

1871. *Revue photographique des hôpitaux*. Pages 85-94. Les trois observations précédentes.

1872. *Gazette des hôpitaux*. N° 110. Pages 873-874. — N° 145, p. 1153-1154. Observation de M. Budin, avec réflexions sur le pronostic et le traitement.

1873. *Mouvement médical*. — N° 12. Pages 142-144. — N° 14. Pages 170-172. — 4 observations de M. Budin, dont une dans la Gazette des hôpitaux de 1872, accompagnées de réflexions de M. Bourneville.

1873. *Etudes cliniques et thermométriques sur les maladies du système nerveux*. Bourneville, Paris. A. Delahaye. Dans cet ouvrage, outre les 4 observations déjà publiées (Quincke et Société de Biologie), l'auteur apporte cinq observations inédites. Les conclusions, identiques à celles de 1871, sont les suivantes :

1° *Dans l'état de* MAL ÉCLAMPTIQUE, *la température s'élève depuis le début des attaques jusqu'à la fin;*

2° *Dans les intervalles des accès, la température se maintient à un chiffre élevé et, au moment des convulsions, on enregistre une légère ascension de la colonne mercurielle;*

3° *Enfin, si l'état de mal éclamptique doit se terminer par la mort, la température continue d'augmenter et parvient à un chiffre très-élevé; — si, au contraire, les accès disparaissent et si le coma diminue ou cesse d'une façon définitive, la température s'abaisse progressivement et revient au chiffre normal.*

1874. *Progrès médical*. — Budin. Des anesthésiques en obstétrique. Pages 226 et suivantes.

1875. *Archives de tocologie*. Pages 193-206. Quatre observations nouvelles. Mêmes conclusions de M. Bourneville.

CHAPITRE II.

OBSERVATIONS.

§ 1. *Observations inédites.*

Obs. I. — Éclampsie puerpérale. 22 attaques. Primipare. Accouchement naturel. La température baisse, quoiqu'il y ait des accès. Guérison. (Observation personnelle.)

M. B..., 24 ans, couturière, est entrée le 21 avril 1875, à l'hôpital des Cliniques (service de M. Depaul). Elle est primipare, d'une bonne constitution. Bassin régulièrement conformé. Enceinte de 7 mois. Nausées et vomissements pendant sa grossesse. D'après les personnes qui l'ont accompagnée, elle aurait eu chez elle 15 attaques éclamptiques.

Le matin 21, à 9 heures, on lui fait une saignée de 500 grammes. Avant la saignée la température axillaire est de 39°,2; le pouls 132.

Depuis son entrée : 1re attaque, à 9 h. 10; — 2e, à 9 h. 45. A 10 heures, les bruits du cœur du fœtus s'entendent bien. — 3e attaque, à 10 h. 30. T. A. 39°,4.

A 10 h. 45, rupture spontanée des membranes ; la dilatation est complète. A 11 h. 45, l'accouchement a lieu. L'enfant, du poids de 1470 gr., était mort-né. Présentation du siége. Délivrance naturelle.

4e attaque, à 11 h. 55. T. A. 39°,6, P. 136.

5e attaque, à midi 30. T. A. 39°,8.

6e attaque, à 2 h. 30. T. A. 38°,3.

7e attaque, à 4 h. 45. T. A. 38°,4.

Le 22, matin. T. A. 37°,2, P. 80.

Soir. T. A. 40°,8, P. 96.

Le 23, matin. T. A. 40°,2, P. 120.

Soir. T. A. 38°,8.

Les jours suivants tout va bien. La femme sort guérie le 6 mai.

Obs. II. — Guérison. Femme âgée de 20 ans. Primipare. Enceinte de cinq mois. Vomissements incoercibles pendant huit jours. Eclampsie. 22 accès. Avortement provoqué. Inhalations de chloroforme. (Obs. inédite, communiquée par M. Pinard.)

Mme X..., âgée de 20 ans, primipare, est arrivée au 5e mois de sa grossesse. Depuis le début de la gestation, l'état général est resté excellent en apparence. Mais bientôt se montrèrent des vomissements opiniâtres d'abord, puis bientôt incoercibles. Aucun aliment, ni solide, ni liquide, ne pouvait être toléré.

Malgré toute la thérapeutique employée, cet état persistait. L'état général commençait à devenir mauvais, mais cependant la fièvre ne se montrait point. Quand tout à coup survint un accès éclamptique suivi bientôt de plusieurs autres.

M. Hervieux, médecin de la Maternité, fut appelé à la hâte, et, après avoir constaté l'éclampsie, demanda en consultation M. Tarnier, médecin en chef de la Maternité.

En présence de l'état très-grave de la malade, M. Tarnier conseilla de provoquer l'avortement. Son avis fut partagé par ses confrères. En conséquence, à 7 heures du matin, la femme ayant eu déjà 8 attaques, M. Tarnier rompit les membranes, après avoir pénétré avec assez de difficultés à travers le col, car il n'y avait aucun commencement de travail.

Je fus prié par mes maîtres de rester près de la malade et de la maintenir sous l'influence du chloroforme. A mon arrivée près d'elle, à 11 heures du matin, je la trouvai plongée dans le coma, la face violette, les pupilles largement dilatées. Les membres n'étaient nullement infiltrés. La malade n'ayant pas uriné depuis la veille, je pratiquai le cathétérisme, et je retirai une très-petite quantité que j'examinai avec soin. Elle contenait une quantité énorme d'albumine, au point qu'elle se prenait en masse par la chaleur. La température axillaire était à 39°. De 11 heures à 5 heures du soir, j'observai 9 accès, qui, quoique bien caractérisés, étaient cependant moins violents, d'après le médecin de la famille, que ceux qu'elle avait éprouvés, alors qu'elle n'était pas sous l'influence du chloroforme. Je dois ajouter qu'à plusieurs reprises, alors que j'observais le début d'un accès, c'est-à-dire les contractions fibrillaires des muscles du visage, j'augmentais la dose de chloroforme et je vis l'accès avorter.

La température prise par moi toutes les demi-heures resta stationnaire jusqu'à 5 heures du soir. A ce moment Mme X.... commençait à se plaindre et une demi-heure après elle expulsait un fœtus de 5 mois, qui s'était présenté par l'extrémité pelvienne.

A partir de ce moment, il n'y eut plus d'accès, et je cessai les inhalations de chloroforme (90 grammes de chloroforme furent employés). Je pris la température jusqu'à minuit. Et la courbe suivit une marche descendante.

Heures.	Températures.
6 h. 1/2, soir.....	38°,5
7................	38°,5
8...............	38°
9...............	37°,8
10..............	37°,6
11..............	37°,6
Minuit..........	37°,5

La malade s'endormit alors profondément et ne s'éveilla qu'à 7 heures du matin, ayant recouvré ses facultés intellectuelles, mais ne se rappelant pas ce qui s'était passé depuis 48 heures. Les suites de couches furent normales. Trois semaines après la guérison était complète.

Obs. III. — Eclampsie puerpérale. Saignée. Application de forceps. Deux attaques. (Obs. inédite, rec. par M. Budin, interne des hôpitaux.)

Maupron, célibataire, âgée de 26 ans, couturière, entre à la Maternité le 19 mai 1875. Les règles qui apparaissent régulièrement depuis l'âge de 15 ans sont survenues pour la dernière fois du 8 au 12 septembre 1874. Elle est primipare. Elle a une luxation congénitale de la cuisse gauche avec raccourcissement assez considérable du membre inférieur, du même côté. A partir du 5e mois de sa grossesse, elle a eu de l'œdème des malléoles, des cuisses, des parties génitales externes et enfin de la région hypogastrique. Les urines contiennent des traces d'albumine. Il y a de l'hydramnios. Le ventre est très-volumineux, très-dur et très-résistant, permettant à peine de pratiquer le palper. Le col est long et fermé.

L'état de la malade fut assez bon jusqu'au 28 mai. Ses urines examinées le 26 et le 27 contenaient un peu plus d'albumine. Le 28 dans la soirée elle se plaignit de céphalalgie frontale gauche, de troubles de la vue, d'éblouissement. — Traitement : régime lacté, lavement purgatif, repos au lit.

Le 29 au matin, les symptômes avaient disparu, la quantité d'albumine contenue dans l'urine n'avait pas augmenté. Mais, dans la soirée, vers 5 heures, la céphalalgie, les éblouissements, etc., revinrent de nouveau : un peu plus tard à 9 heures du soir les douleurs apparurent. A minuit 30, rupture spontanée de la poche des eaux.

Le 30 à 7 h. 30 du matin, la dilatation égalait le diamètre d'une pièce de 50 centimes. L'enfant présentait le sommet en O. I. G. A. L'urine examinée contenait une quantité d'albumine beaucoup plus considérable que la veille. La malade avait devant les yeux un brouillard assez épais, la céphalalgie frontale persistait, cependant elle n'avait pas d'accès éclamptique.

A 11 h. 30. Le col présente une dilatation égale au diamètre d'une pièce de 5 francs. La température vaginale à 11 h. 45 : T. V. 39°,5, P. 156.

Une seconde attaque arriva à midi 10. — A midi 15, T. V. 39°,6, P. 120. — A midi 40, on fit une saignée de 400 gr. A peine cette saignée eut-elle été pratiquée que la malade fut considérablement soulagée ; la céphalalgie cessa, les troubles de la vue disparurent, l'intelligence revint.

La température prise après la saignée à 1 h. 5, au lieu de s'élever, avait baissé de 1/10 de degré, et était de 39°,5.

L'amélioration parut continuer; les contractions reparaissaient assez fréquentes, la dilatation du col augmentait.

A 2 h. 10. T. V. 38°,8.

A 2 h. 20, la dilatation étant presque complète, M. Polaillon résolut de faire une application de forceps. On donna le chloroforme, et à 2 h. 30, on amenait un enfant vivant. La délivrance naturelle eut lieu à 2 h. 55.

A 3 h. on trouva T. V. 38°,2, P. 128. La malade était complètement réveillée et n'éprouvait aucune céphalalgie, ni aucun trouble visuel.

A 3 h. 45. T. V. 37°,9, P. 104.

La malade fut transportée en médecine, où elle passe une soirée et une très-bonne nuit. On avait commencé à lui administrer à 3 heures une potion contenant 4 grammes d'hydrate de chloral. Les suites de couches furent régulières et la malade sortit guérie le 17 juin 1875.

Obs. IV. — Eclampsie puerpérale. Application de forceps. Saignée. Chloral. Guérison. (Obs. inédite, rec. par M. Budin, interne des hôpitaux.)

Proget, âgée de 19, ans entrait à la Maternité le 14 janvier 1875, à 10 h. 20 du matin. Elle est primipare, habituellement bien portante et bien réglée. Dernière apparition des règles au commencement de mai 1874.

La poche des eaux s'était rompue spontanément, et lorsque la malade entra à la Maternité, la dilatation du col était grande comme une pièce de 50 centimes. A 10 h. 10 du soir, elle fut prise d'un premier accès d'éclampsie : on n'avait remarqué aucun œdème des membres inférieurs ou de la face, mais en examinant ses urines, on vit qu'elles contenaient une assez grande quantité d'albumine. Bien qu'une saignée de 500 gr. eût été pratiquée dès le début des accidents, les attaques convulsives se succédèrent nombreuses et fortes. De 10 h. 10 du soir, elle eut dix-huit accès jusqu'à 6 h. 57 du matin.

A 1 heure du matin. T. V. 38°,7; P. 96. — A 5 heures. T. V. 39°,7; P. 126.

A partir de 7 heures du matin, les accès s'arrêtent, l'accouchement n'avait pas eu lieu, et la femme paraissait en très-mauvais état. Mme Callé termina l'accouchement par une application de forceps à la vulve. Le travail avait duré 35 heures. Enfant vivant, du poids de 2,500 grammes. Ce dernier eut des convulsions qui durèrent plusieurs heures.

La délivrance naturelle eut lieu le 15 janvier à 10 heures du matin. Outre la saignée de 500 grammes, on avait ordonné de faire prendre à la malade du chloral soit en potion, soit en lavement. Elle vomit une cuillerée de la potion; on administra alors 2 lavements qui furent vivement rejetés : 8 gr. avaient été donnés pendant la nuit; on put évaluer approximativement à 5 gr. la quantité de chloral absorbée.

Aussitôt après l'accouchement la malade resta plongée dans le stertor le plus profond : son pouls était excessivement rapide, sa face cyanosée, etc.

A 9 heures. T. V. 40°.

A 10 heures. T. V. 39°,8, P. 180.

A ce moment on commence à faire des injections sous-cutanées de chloral avec une seringue de Pravaz. On injecte la solution suivante : hydrate de chloral, 3 gr.; eau 30 gr. entre 10 h. et 11 h. 15.

On voit l'état de la malade, qui était déjà plus calme, s'améliorer progressivement : la face est moins violacée, la respiration se régularise et le pouls devient moins fréquent.

A 10 h. 30. T. V. 39°,7. P. 160.

A 10 h. 45. T. V. 39°,5. P. 160. Quelques irrégularités.

A 11 h. 15. T.V. 39°,4.

A midi. T. V. 39°,2. P. 140.

A 1 heure. T. V. 38°,9. P. 144.

A 2 heures. T. V. 38°,9. P. 140.

Les suites de couches furent assez bonnes. Elle sortit guérie le 20 janvier 1875.

Observations publiées dans les Archives de Tocologie (avril 1875).

Obs. V. — Primipare. Accidents légers durant la grossesse. Première attaque d'éclampsie suivie de cécité complète. 16 accès. Inhalations de chloroforme. Accouchement par le forceps. Enfant vivant. Rétention d'urine. Urines albumineuses. Guérison. (Obs. Bourneville.)

Mme Des..., 28 ans, réglée à 17 ans, s'est mariée en février 1873. Sa mère, qui n'était pas nerveuse, est morte du choléra. Son père, bien portant, n'a jamais offert d'accidents nerveux, mais a fait des excès de boisson. Quant à notre malade, elle n'a pas eu d'attaques de nerfs, mais elle est très-impressionnable et à la suite de contrariétés, il lui est arrivé trois fois de perdre connaissance durant une ou deux minutes. Elle est, enfin, sujette à des céphalalgies. La grossesse, parvenue à son terme, a eu une marche régulière. Pas d'œdème des jambes ni de la face; pas de troubles de la vision. Les douleurs légères qu'elle éprouvait à la région lombaire et vers les aines sont devenues plus fréquentes dans la soirée du 21 février. Néanmoins elle a dîné comme d'habitude et s'est couchée sans rien avoir de particulier. Vers deux heures du matin, D... a une violente attaque d'éclampsie à la suite de laquelle la vue est tout à fait abolie. La sage-femme qui doit l'accoucher est appelee; en présence de la situation de la malade, elle nous fait demander.

Nous trouvons Mme D... dans la situation suivante : agitation incessante; cris aigus répétés; indifférence à tout ce qui se fait autour d'elle; face pâle, un peu bouffie; pas d'œdème des extrémités. Pupilles dilatées; cécité absolue. Vomissement alimentaire; une garde-robe hier. Au toucher, on constate que le col est en arrière et en haut, et qu'il ne laisse entrer que la pulpe de l'index. — P. petit, fréquent. T. V. 36°,9.

Traitement. — Lavement avec 60 grammes de miel de mercuriale; sinapismes sur les cuisses, potion avec chloral, 6 grammes, sirop et eau, 60 grammes, à prendre par cuillerées à bouche de quart d'heure en quart d'heure d'abord, puis d'heure en heure lorsque l'agitation sera calmée.

A partir de 5 heures, la malade est redevenue plus calme. Elle a recouvré un peu la vue : elle a, en effet, reconnu son beau-frère et déclaré qu'elle distinguait, quoique très-confusément, les objets. Elle s'est levée pour uriner et a rendu une assez grande quantité d'urine, semblable comme couleur à du bouillon, et qui, examinée un peu plus tard, renfermait beaucoup d'albumine.

Voyant que la malade était plus calme, on cesse de lui faire prendre sa potion. A 10 h. 30, nouvel accès suivi de six autres, jusqu'à 10 h. 50. Les accès son très-forts : rigidité tétanique extrême, puis secousses cloniques rapides, comparables à des décharges électriques; stertor, écume sanguinolente. A peine un accès est-il fini qu'un autre commence. — P. 126; R. 28; T. V. 38°,2.

De 10 h. 50 à 11 h. 30, inhalations intermittentes de chloroforme. Il se produit quatre accès incomplets, avortés : la rigidité tétanique générale est moins intense; les secousses cloniques manquent; le stertor et la cyanose sont peu marqués. Sous l'influence d'un accès, la température s'élève de 2/10 de degré pour redescendre ensuite pendant une rémission. Le col est effacé; la dilatation égale à une pièce de 1 franc; la poche des eaux n'est pas rompue. — Prescription : administrer le lavement qui n'a pas été donné; à chaque menace d'accès, inhalation de chloroforme.

De 11 h. 30 à une heure de l'après-midi, la malade a eu quatre accès assez forts et cinq accès avortés. Elle est dans un état semi-comateux; les globes oculaires sont déviés en haut; les pupilles sont dilatées. P. 100; T. V. 39°,2. Le toucher montre une dilatation du col égale à une pièce de 2 fr. Pas de garde-robes. Lavement avec eau de son et sel marin. — Reprendre la potion de chloral; sinapisme.

3 heures. Agitation et plaintes augmentant à chaque douleur utérine. Pas de nouveaux accès. P. 128; T. V. 39°,5. La poche des eaux s'est rompue spontanément il y a déjà quelque temps; la dilatation est complète, la tête est dans l'excavation. Comme le travail n'a pas avancé depuis plus d'une demi-heure, nous appliquons le forceps après avoir chloroformé la malade. L'accouchement se fait rapidement. L'enfant est vivant. Quelques minutes après : T. V. 39°,6. Délivrance à 3 heures : T. V. 39°,6 il y a encore de l'agitation. — Continuer le chloral.

6 heures du soir. L'agitation a persisté, mais il n'y a pas eu de convulsions. T. V. 39°,2.

23 février. A minuit, D... a parlé et a demandé si elle était accouchée. Après avoir été ensuite assez calme, elle a été prise ensuite d'une sorte d'agitation pour laquelle on vient nous chercher à 5 heures du matin. A notre arrivée, vers 5 heures 1/4, nous la trouvons dormant tranquillement. Une fois encore on avait suspendu le chloral, dont elle n'a pris que 2 grammes depuis l'accouchement. P. 84; R. 22; T. V. 37°,6. Le thermomètre est resté bien appliqué pendant dix minutes.

Soir. P. 88; T. V. 37°,4. La potion a été donnée régulièrement et presque tout le temps la malade a été assoupie. Elle a bu un peu de bouillon. La cécité est complète. Rétention d'urine. Par la sonde, en retire environ un demi-litre d'urine assez épaisse et colorée.

Le 24. Nuit calme. Les seins sont gonflés. T. V. 39°,3. — La malade commence à se préoccuper de ce qui lui est arrivé. Rétention d'urine. — Cathétérisme. Injections vaginales avec eau de fleur de sureau et vin aromatique.

Soir. L'intelligence revient progressivement. La physionomie est meilleure. Les pupilles sont normales. L'amaurose est toujours absolue. Une selle involontaire. La malade a uriné spontanément. Ventre un peu tendu. P. 100; T. V. 39°,3. — Cataplasmes, etc.

Le 25. La nuit a été excellente. T. V 37°,5 (fig. 4).

Soir. La montée du lait s'est bien effectuée. L'enfant tette bien. Langue un peu sèche, ce qui tient en grande partie à ce que la malade respire par la bouche; elle a pris trois potages et un peu de vin; ventre moins ballonné; une selle. Miction naturelle. L'utérus n'est pas encore revenu tout à fait sur lui-même. La vision est toujours abolie. Les urines contiennent moins d'albumine.

Traitement. Lotions vulvaires avec du vin aromatique; injections *ut supra;* lotions vinaigrées (face et mains); cataplasme; huile de ricin 25 grammes; vin de quinquina.

Le 26 soir. Mieux notable. Utérus normal. L'allaitement se fait convenablement. La malade commence à distinguer les objets, mais d'une manière confuse. P 84; T. V. 38°,1. — A partir de ce jour, la malade est allée de mieux en mieux, conservant cependant des symptômes d'anémie très-marqués, antérieurs à l'accouchement qui n'a donné qu'une perte de sang insignifiante, et entretenus par l'allaitement. La vision est revenue très-lentement, et jusqu'à la fin d'avril, elle était encore un peu confuse. Enfin, malgré le traitement tonique qu'elle suit depuis son accouchement, D... conserve encore une grande faiblesse.

Obs. VI. — Accouchement. Eclampsie consécutive. Elévation de la température (39°). 5 accès. Urines peu albumineuses. Guérison. (Obs. rec. par Lagrange, interne des hôpitaux.)

Gren..., 21 ans, est entrée à la Maternité, salle Sainte-Marie, n° 3 (service de M. Tarnier), où elle accouche le 13 janvier à 7 heures du matin. Presque immédiatement après la délivrance, elle a eu une première attaque d'éclampsie. à 8 heures du matin, deuxième attaque.

9 heures. Somnolence; hébétude : T. V. 38°,2. Léger trouble dans les urines. Bromure de potassium, 4 grammes. A midi, troisième attaque; morsure de la langue. T.V. 38°,7.

2 h. 30. Quatrième attaque, T. V. 38°,9.

4 h. 30. Cinquième attaque. T. V. 39°.

6 heures. La malade présente une certaine agitation, elle n'a pas eu de

nouvelle attaque. T. V. 38°,5. Les urines, examinées de nouveau, contiennent une petite quantité d'albumine.

Le 14. Pas d'attaque. La malade, revenue à elle, dit n'avoir jamais éprouvé de douleurs à la région des reins et n'avoir eu ni bouffisure de la face, ni œdème des extrémités. T. V. 37°,2. — Potion avec bromure de potassium, 2 grammes.

Soir. T. V. 37°,8.

Le 15. L'état général est excellent. T. V. 37°,8

Le 17 et le 18, les urines sont normales.

Exeat le 22 janvier.

Obs. VII. — Eclampsie puerpérale. Albuminurie. Persistance des attaques après l'accouchement. Température. Mort. (Obs. communiquée par Ch.-H. Petit, interne des hôpitaux.)

B..., (Victoire), âgée de 32 ans, domestique, est entrée le 12 janvier 1874 salle Sainte-Marguerite, n° 2 (service de M. Peter). Cette femme, amenée à l'hôpital sans connaissance, est enceinte de sept à huit mois. Elle avait caché son état jusqu'à présent. Malade depuis cette nuit. Au moment de l'entrée, perte complète de connaissance, contracture, teint pâle, yeux fermés, bouffissure légère de la face et œdème assez notable des jambes. Au toucher, col entr'ouvert, mou dans sa partie inférieure, qui est encore assez épaisse; orifice interne fermé; pas de de perte de sang. Trois accès depuis l'entrée jusqu'à midi, le troisième violent. Immédiatement après celui-ci, saignée de 400 gr. T. vaginale avant la saignée 38°,2. Avant que nous l'ayons quittée, la malade est reprise de mouvements convulsifs aux jambes. Urines brunes se prenant en masse par l'acide nitrique; précipité albumineux abondant par la chaleur; au microscope, cylindres granuleux et quelques globules sanguins.

1 heure. Accès assez fort. T. V. 38°,4; mouvements automatiques; la malade frotte énergiquement ses avant-bras et ses mains l'une contre l'autre et contre la paroi antérieure du ventre et de la poitrine; quelques plaintes en même temps. Col dilaté comme une pièce de 50 centimes ou un peu plus. Accès fréquents, toutes les dix minutes environ au dire des infirmières. Lavement avec hydrate de chloral, 4 gr.

4 heures. Un accès violent devant nous; un peu de sang dans le vagin; col dilaté comme une pièce de 1 franc. Lavement rejeté presque en totalité.

1 h. 45. T. V. 39°,6. Les accès ont continué. Un accès violent devant nous.

5 heures. Un autre accès violent. (Lavement avec 2 gr. de chloral.) Quelques caillots noirâtres à l'entrée du vagin. Morsure de la langue pendant les accès; mousse sanglante à la bouche; pouces fléchis sous les deux premiers doigts allongés.

5 h. 20. Un accès violent.

5 h. 40. Un accès. Contracture persistante entre les accès.

5 h. 50. Une moitié du lavement est administrée et assez bien prise.

6 heures. Un accès violent. (Quelque temps plus tard on a administré l'autre moitié du lavement.)

6 h. 45. Un accès.

7 h. 30. Un accès.

7 h. 45. Un accès.

8 h. 20. Au toucher, dilatation complète; la poche se rompt spontanément sous l'influence de cette manœuvre et à ce moment un nouvel accès éclate. Quelques minutes après, la tête est expulsée. Le tronc se dégage presque aussitôt, grâce à une légère traction avec rotation. Enfant petit, ne respirant pas, mais faisant quelques mouvements; cyanose légère. Le cordon bat bien. Ligature du cordon du côté maternel; légère saignée du cordon du côté de l'enfant avant la ligature; quelques frictions et un bain sinapisé rappellent l'enfant à la vie. Ecoulement assez abondant d'eau et de sang; quelques frictions rudes font revenir l'utérus qui se contractait mal, et expulsent du sang. Expression utérine; issue du placenta presque sans traction sur le cordon au bout d'une dizaine de minutes. Rétraction utérine bien franche, mais ne se maintenant à un degré convenable que grâce à de nouvelles frictions, et à l'excitation du col par les doigts qui enlèvent quelques caillots; pas d'hémorrhagie, pas de mouvements convulsifs; calme; stertor.

9 heures. L'accouchement est terminé. Surviennent aussitôt après deux accès.

9 h. 20. T. V. 40°. Stertor. Ecume sanglante à la bouche.

10 heures. Un accès.

10 h. 1/2. T. V. 39°,6. Un accès.

11 h. 5. Un accès.

Le 13, minuit 35. T. V. 39°,6. Même état comateux avec respiration stertoreuse.

9 heures, matin. Stertor; coma; pas de perte. Utérus bien revenu. T. V. 40°,9. Face assez fortement congestionnée. Ecume à la bouche. Cette nuit, attaques assez fréquentes, tous les quarts d'heure, à partir de 3 h. 1/2. — Sangsues derrière les oreilles.

10 heures. T. V. 39°,6; même état.

11 heures. T. V. 39°,4. Pupilles contractées, puis, un instant après, légèrement dilatées. Respiration moins bruyante. Ouvre les yeux de temps en temps, et paraît entendre vaguement quand on l'interpelle.

3 heures, soir. T. 40°,6. Un peu moins d'indifférence; stertor; face rouge.

Soir. Stertor très-bruyant. Face congestionnée. Les pupilles sont contractées. La malade ouvre les yeux de temps en temps et se plaint un peu. Elle n'a pas eu de nouvelles convulsions. Les membres sont légèrement contracturés. Les sangsues ont bien pris et bien saigné. La malade a pu prendre quelques cuillerées de bouillon.

4 h. 35. T. V. 41°,2. La malade a uriné abondamment sous elle.

Vers 5 h. 1/4 la respiration redevient assez brusquement silencieuse et sa fréquence diminue (44 par minute).

6 h. 45. Respiration plus calme et presque silencieuse. T. V. 41° (?).

8 h. 15, P. 172; T. V. 41°,2.

10 h. 1/2. Respiration moins fréquente et silencieuse. T. V. 41°,5: P. 158; R. 48.

Minuit 25. T. V. 41°,8. Yeux entr'ouverts, pupilles contractées; même état d'ailleurs.

Mort le 14 janvier vers 5 h. 1/2 du matin avec râle trachéal, sans convulsions. T. V. à 9 heures, c'est-à-dire 3 h. 1/2 après la mort, 42°,1.

Obs. VIII. — Eclampsie puerpérale. Accès avant et après l'accouchement. Température: 39°,7 à 41°,3. 20 accès. Mort. (Obs. communiquée par M. Lagrange, interne des hôpitaux.)

Ser..., 20 ans, est entrée à la Maternité, salle Sainte-Marie, n° 3 (service de M. Tarnier) le 16 février 1874. Aucun renseignement. A 3 heures de l'après-midi, *accès éclamptique* : depuis lors, jusqu'au 17 février, 2 heures du matin, elle a 11 accès. L'accouchement a lieu à ce moment. De 2 heures 10 minutes du matin à 9 heures, elle a 3 accès. Alors, on constate les phénomènes suivants : coma, pâleur de la face; déviation de la bouche, à gauche; convulsions partielles de ce côté. Urines fortement albumineuses; T. V. 39°,7. A partir de là on note :

10 heures, matin. 15e accès. T. V. 39°,4.

11 heures, matin. 15 accès. T. V. 39°,8.

Midi. 16e accès. T. V. 39°,8.

2 heures, soir. 17e accès. 40°,6.

3 heures, soir. 18e accès. T. 40°,6.

5 heures, soir. 19e accès. T. V. 41°,3.
6 heures, soir. 20e accès. T. V. 41°,3.
La malade meurt dans cette attaque. La respiration était devenue stertoreuse à partir de midi.

---

§ 3. ***Observations postérieures à l'ouvrage de M. Bourneville*** (Mouvement médical 1873).

Obs. IX. — Éclampsie puerpérale. Primipare. Urines albumineuses. Application de forceps. 12 accès éclamptiques. Saignée. Guérison. (Obs. recueillie par M. Budin, interne des hôpitaux.)

La nommée B..., primipare, d'une bonne constitution, était admise à la Maternité le 27 octobre 1872. La dernière apparition des règles avait eu lieu du 20 au 24 janvier.

Le 20 octobre, à 4 heures du matin, survint un accès d'éclampsie. De 4 à 6 h. 26, trois accès. De 6 h. 26 à 8 h. 30, quatre accès. A 8 h. 30, rupture spontanée de la poche des eaux ; la dilatation est plus grande que la paume de la main. T. V. 39°,8. P. 120.

A 8 h. 45, neuvième accès. A 9 h. 20, application de forceps. Inhalations de chloroforme. Extraction d'un enfant vivant. M. Tarnier prescrit l'expectation. Si les accès se renouvellent, si la température s'élève, une large saignée sera faite.

A 9 h. 45, P. 120. T. V. 40. A 10 heures dixième accès. A 10 h. 20 délivrance naturelle. A 10 h. 30 onzième accès. A 11 h. 10 douzième accès. Ces deux derniers ayant été très-violents, le pouls marquant 140, la T. 40°,2, on fait une saignée de 500 grammes.

A 11 h. 40, après la saignée, la malade est pâle et plongée dans le coma ; elle n'est plus agitée comme précédemment. A ce moment on trouve encore P. 140. T. V. 40°,2.

A 11 h. 50 la malade est transférée à l'infirmerie (service de M. Hervieux). Vers une heure on lui donnera 2 grammes de chloral et 2 autres grammes vers 3 heures, mais seulement s'il survient de nouveaux accès.

A partir de cette époque, il n'y eut plus d'attaques. A 2 heures, T. V. 40°,1. A 4 heures, T. V. 40°. A 6 heures T. V. 39°,8. La malade a en partie repris connaissance. A 11 heures T. V. 38°,3.

Le 21, à 6 heures du matin, T. V. 38°. La malade va de mieux en mieux L'urine examinée avec soin ne renferme pas la moindre trace d'albumine. Soir, 6 heures, T. V. 38°,3.

Le 22. État général bon. Une portion. T. V. 38°,2. Aucun incident pendant les suites de couches.

Le 26. Matin, T. V, 38°.

Le 28. La malade va tout à fait bien, se lève dans la journée.

2 novembre. Guérison complète. Exeat.

Obs. X. — Eclampsie puerpérale. Primipare. Eclampsie post-partum. 5 attaques. Application de 24 sangsues. Guérison. (Observation recueillie par M. Budin, interne des hôpitaux.)

La nommée Delandre, 16 ans, primipare, travaillant aux champs, entre à la salle d'accouchement de la Maternité le 13 novembre 1872 à minuit. Elle semble arrivée à terme. Elle n'a eu que de légers accidents pendant sa grossesse. Constipation, etc.

Le sommet se présente en O. I. G. A. La rupture des membranes a lieu spontanément, et la dilatation est complète à minuit 35. A 1 heure du matin, l'accouchement naturel était terminé après deux heures de travail. Délivrance naturelle à 2 heures. Garçon né vivant.

Vers 10 heures du matin, la malade fut prise d'une céphalalgie intense et de vomissements; la vue disparut subitement, elle ne pouvait plus distinguer aucun objet.

A 2 heures survint une première attaque d'éclampsie. La température vaginale prise immédiatement était de 38°. — Deuxième attaque à 2 h. 30. Troisième attaque à 3 h. 5, une heure après le début : T. V. 38°,2.

A 3 h. 45 la femme était fort abattue, mais non dans le coma complet. Elle put répondre exactement à deux des questions qui lui furent adressées. T. V. 38°3. P. 120. En raison du peu d'élévation de la température et du petit nombre des accès qui ne s'étaient pas reproduits depuis quarante minutes, l'expectation fut conseillée.

A 4 heures (deux heures après le début), la température vaginale prise de nouveau, donne 38°,4. A 4 h. 15, quatrième attaque. A 5 h. 25 cinquième attaque : T. V, 39°.

Douze sangsues sont alors appliquées derrière chaque oreille. Le coma se dissipe, la cécité disparaît, les accès ne se reproduisent plus. Les urines examinées alors contiennent une grande quantité d'albumine.

A 7 heures (cinq heures après le début), T. V. 38°5.

A 9 h. et demie (sept heures trente minutes après le début) : T. V 38°.

14 novembre, matin. La malade va aussi bien que possible. A 7 heures du matin (dix-sept heures après le début) : T. V. 37°. P. 96. Le même jour, à 6 heures du soir, légère élévation de la température (T. V. 37°,5).

15 novembre, à 7 heures du matin. T. V. 37°. Les suites de couches furent normales.

Obs. XI. — Eclampsie puerpérale. Accouchement naturel. Continuation des accès. Élévation considérable de la température. Saignée. Guérison. (Obs. recueillie par M. Budin, interne des hôpitaux.)

Caillot Eugénie, âgée de 22 ans, entre à l'hôpital Saint-Antoine le 28 janvier 1873, salle Sainte-Marguerite. Cette femme, qui est enceinte pour la seconde fois, est arrivée au terme de sa grossesse. On croit qu'elle a eu chez elle pendant la nuit quelques attaques. On l'amène à pied à l'hôpital, vers 10 heures, et aussitôt après son arrivée, elle a une attaque d'éclampsie. Le col est dilaté, la présentation normale O. I. G. A.

A 11 heures, deuxième attaque. T. V. 37°. A 11 h. 10, accouchement naturel. A 11 h. 20, délivrance naturelle. A 11 3/4, troisième attaque, pas de coma. A midi 40, quatrième attaque. T. V. 37°. A une heure, cinquième attaque. T. V. 37°,4. A 2 heures T. V. 37°,8.

Entre 1 heure et 4 heures, cinq attaques surviennent après trente ou quarante-cinq minutes d'intervalle. A partir de 4 heures, les attaques se succèdent toutes les dix minutes, le coma est alors complet. A 5 heures, T. V. 38°,4. A 6 heures, T. V. 39°,5. P. 104. A 6 heures, potion avec hydrate de chloral, 4 grammes à prendre par cuillerée à bouche toutes les trente minutes.

A 8 heures, T. V. 40°,2. P. 114. A 8 h. 10, attaque; le chloral ne paraît pas encore avoir agi. Dilatation considérable des pupilles, surtout de la gauche. A 8 h. 1/2, saignée de 500 grammes. Le sang coule rapidement, attaque immédiate après la saignée. A 8 h. 45, T. V. 40°,5. A 9 h. 10 et à 9 h. 30, attaques. A 10 heures, T. V. 41°. Pouls très-rapide et fort, ne peut être compté. A 10 h. 20, agitation très-grande de la face et du tronc. A 10 h. 45, attaque très-violente. A 11 heures, T. V. 41°. P. 180. Coma. L'agitation a cessé. A 11 h. 45, T. V. 40°,9.

A minuit 35, T. V. 40°,5; P. 148. Il n'y a plus eu d'attaques depuis 10 h. 45. Mouvements des bras, un peu d agitation. A 1 h. 15, attaquer moins forte que les précédentes. A 3 h. 45, T. V. 40°,2. P. 136. Le coma continue, la malade fait quelques mouvements qui sont peu considérables.

A 4 h. 45, T. V. 40°. L'infirmière dit avoir constaté à 5 h. 45, une attaque peu forte et de courte durée. A 6 h. 35, T. V. 39°,6. P. 136. Coma; peu de congestion de la face, peu d'agitation.

A 7 h. 50 T. V. 39°,6. P. 124. Coma, peu d'agitation. La malade n'a plus d'attaques.

A 1 heure de l'après-midi, T. V. 38°,9; à 3 h. T. V. 38°,7. Malgré l'existence d'accidents puerpéraux dans le service d'accouchement, les suites de couches chez cette femme ont été normales, et elle est sortie le 11 février complètement guérie.

Chez cette malade, de même que chez la précédente, la saignée n'a pas empêché la température de monter, en moins de douze heures à 41°.

Obs. XII. — Éclampsie puerpérale. Saignée. Chloroforme. Application de forceps. Guérison. (Obs. recueillie par M. Budin, interne des hôpitaux.)

Mme X..., primipare, avait vu apparaître ses règles pour la dernière fois du 10 au 15 mars 1872. Dans la nuit du 11 au 12 décembre, la malade fut très-agitée, elle souffrit d'un violent mal de tête et ne pouvait dormir, lorsqu'à 2 heures du matin survint une première attaque d'éclampsie. A 3 heures, une seconde. M. Oulmont pratiqua une large saignée (4 heures du matin). A 5 heures, troisième attaque. A 7 heures M. Garnier rompt les membranes et constate quelque temps après une cinquième attaque. Il emploie le chloroforme dès que survient une menace d'accès. Il peut ainsi conjurer de nombreuses menaces d'attaques qui se renouvelaient en moyenne une à deux fois par heure.

A midi, la température axillaire (c'est-à-dire dix heures après le début), T. A. 39°4. P. 108. A 1 h. 10, T. A. 39°,6. P. 112. A 2 h. 5, T. A. 39°,6. P. 112.

De nombreuses menaces d'attaque étaient survenues, qui avaient été efficacement combattues par le chloroforme. A 2 h. 50, accès violent et subit qui ne peut être conjuré. Après l'attaque, face très-violacée, coma profond. On trouve alors, 3 h. 5, T. A. 40°,7. P. 116.

La dilatation du col utérin étant complète, M. Tarnier appliqua le forceps. Extraction d'une enfant née vivante. Délivrance naturelle à 3 h. 50 le coma continue.

A 4 heures. T. A. 40°,5. P. 120.

A 5 heures, T. A. 40°,4. P. 124.

Il n'y a eu depuis l'accouchement ni accès, ni menace d'accès. M. Tarnier juge toute intervention nouvelle inutile. Le coma diminue, la malade se plaint d'une soif vive. A 6 heures (seize heures après le début), T. A 40°,2. P. 140.

A 9 heures, T. A. 40°. A 11 heures, T. A. 39°,6. P. 120. Le coma a cessé, mais il existe une cécité complète qui inquiète la malade et dont elle se plaint.

13 décembre, à 7 heures du matin. T. A. 39°,6. P. 112. La nuit a été bonne. Il n'existe plus de céphalalgie. La malade est calme, elle a repris totalement sa connaissance. La cécité a disparu en partie.

A 10 heures du matin (trente-deux heures après le début), T. A. 37°,9. P. 96. Les urines contiennent une très-grande quantité d'albumine. Les suites de couches ont été régulières. La vue, dès le 13 au soir, était complètement normale; l'albumine a diminué progressivement de quantité.

---

§ 4. *Observations tirées de l'ouvrage de M. Bourneville.*

Obs. XIII. — Éclampsie puerpérale. Primipare. Éclampsie. Application de forceps. 5 attaques seulement. Saignée. Marche de la température. Guérison. (Obs. recueillie par M. Budin, interne des hôpitaux.)

For... Amélie, 22 ans, domestique, entre à la Maternité le 21 avril 1872. Primipare. La dernière apparition des règles date du 1er septembre 1871. Apparition des premières douleurs le 6 juin 1872 à 11 heures du soir. La rupture des membranes avait eu lieu spontanément. Présentation du sommet; l'accouchement suivait une marche normale, lorsqu'à 3 heures du soir survint une attaque d'éclampsie. En présence de ce fait et d'une insuffisance des contractions, une application de forceps fut faite à l'orifice vulvaire; l'accouchement était terminé le 7 juin à 3 h. 50, après environ dix-sept heures de travail.

Un second accès d'éclampsie eut lieu à 3 h. 55. La délivrance fut naturelle et presque immédiate. A 4 h. 12, survenait une troisième attaque. A 5 h. 40 une quatrième attaque. A ce moment il y avait 96 pulsations et la température vaginale était de 37°,3. A 8 h. 15 T. V. 37°,9. A 11 heures, T. V. 37°,8.

Aucune attaque n'étant survenue depuis 7 h. et demie, et la température cessant de s'accroître, ayant même une tendance à s'abaisser, la malade fut laissée au repos.

8 juin, 7 heures du matin. P. 92. T. V. 37°,6.

Soir. P. 96. T. V. 38°,2.

Le 9, Matin. P. 96. T. V. 38°,9.

Soir. P. 116. T. V. 39°,4. La peau est chaude, l'épaule et le coude du côté droit sont toujours douloureux, la malade ne peut les remuer.

Le 10, matin. P. 116. T. V. 39°. Soir. P. 116. T. V. 39°,5. Douleurs abdominales vives apparues pendant la journée; l'utérus est dur, résistant, très-volumineux et très-sensible. Dix ventouses scarifiées sont appliquées.

Le 11. Il existe depuis la veille une certaine rémission, les douleurs abdominales ont beaucoup diminué d'intensité. Matin, P. 96. T. V. 37°.8 Albumine 3 grammes par litre.

Soir. Vers 2 h. 30 un frisson violent est survenu qui a duré pendant plus d'un quart d'heure. Le ventre est de nouveau douloureux. P. 124. T.V. 38°,2. Application nouvelle de huit ventouses scarifiées. Julep avec sirop de morphine 20 grammes.

Le 12. La nuit a été calme. F... a, au moment de la visite, un commencement de frisson. P. 116. T. V. 39°,5. Soir, P. 104. T. V. 38°,6. Les douleurs abdominales ont disparu ainsi que celles qui existaient du côté du membre supérieur.

Le 13. P. 88. T. V. 38°,2 Soir. T. V. 39°, 7. Contrariétés vives pendant l'après-midi, pleurs, etc.

Le 14. P. 80. T. V. 37°,8. Albumine 1 gr. 50 par litre. Soir, T. V. 38°8.

Le 15. P. 88. T. V. 38°,2.

Le 16. P. 96. T. V. 38°.

Le 16. P. 92. T. V. 37°,9. L'amélioration continue. La malade sort complètement rétablie le 25 juin 1872.

Obs. XIV.— Eclampsie puerpérale. Multipare. Eclampsie. Accouchement par le forceps. Saignée. Marche de la température. Guérison. (Obs. recueillie par M. Budin, interne des hôpitaux.)

Merl..., primipare, 21 ans, entrée à la Maternité le 2 avril 1872, étant enceinte d'environ huit mois et demi. 20 avril à 6 heures du matin, accès subit, suivi d'un second. Col légèrement dilaté. Saignée de 120 grammes. Les accès continuent et augmentent d'intensité. Nouvelle saignée de 500 grammes. Purgatif au jalap et au calomel de chacun 60 centigr., en dix paquets à prendre toutes les heures, potion avec 2 grammes de chloral. Malgré ce traitement les accès se succèdent, et deviennent de plus en plus longs.

A 11 heures et demie rupture spontanée des membranes. A 6 heures et demie la dilatation du col était complète. Application du forceps au détroit inférieur, et extraction d'un enfant mort. Délivrance facile. Depuis 6 heures ce matin jusqu'à ce soir 7 heures, 25 accès d'éclampsie. A 7 heures et demie troisième saignée de 500 grammes. Dans l'intervalle des attaques, coma profond. Voici sur la température les renseignements que l'on a obtenus :

A 10 h. 20, apres la première saignée de 500 grammes, T. V. 37°,4.

A 10 h. 30, pendant une attaque, T. V. 37°,6.

A 11 heures et demie on nota 37°,2 avant un accès et 37°,4 au milieu.

A 3 h. 30, durant un accès, la température atteint 38°,4, et à 4 h. 1/2 39°; dans l'intervalle la température revient à 38°,6.

A 5 heures, au début d'un accès, T. V. 40°; à la fin, 40°,2. Accouchement à 6 heures et demie. A partir de 8 heures du soir, toujours le 20 avril, pas d'accès.

Le 21. M... n'a pas eu d'accès depuis hier soir huit heures. Le coma persiste. Selles involontaires. P. 120; T. V. 38s,1. Les pupilles sont dilatées. Soir. La journée a été calme. On obtient quelques paroles de la malade. P. 100. T. V. 37°,2.

Le 22. P. 84. T. V. 37°,1. Après avoir été agitée et avoir voulu se lever, la malade est redevenue calme. Elle répond un peu aux questions qu'on lui pose. Elle dit souffrir de la tête. La proportion d'albumine contenue dans l'urine a notablement diminué. Après avoir eu une fièvre de lait qui a atteint son maximum (38°,9) le 26 avril, cette femme sort guérie le 5 mai.

Obs. XV. — Eclampsie puerpérale. Primipare. Premier accès survenant avant le travail. Fréquence des accès. Saignée. Purgatif. Chloral. Accouchement par le forceps. Marche de la température. Guérison. (Obs. de M. Bourneville.)

Pouy....., 33 ans, multipare, est entrée à la Maternité le 11 avril 1872 (service de M. Hervieux). Le 4 juin, rupture des membranes, présentation du sommet en O. I. G. A. Une attaque d'éclampsie ayant eu lieu à minuit, la sage-femme en chef termine l'accouchement par une application de forceps à minuit 1/4. Fille née morte, délivrance spontanée à minuit et demi, suivie d'un second accès éclamptique. — L'urine examinée les jours précédents, ne contenait pas d'albumine, — De minuit 3/4 à 5 h. 30 du matin, *neuf accès*.

De 5 h. 30 à 7 heures, quatre autres accès : en tout 13 accès P. 142; T. V. 38°.— De 7 heures du matin à 7 heures du soir, *quatre* autres accès. T. V. 39°,2. A 8 heures, saignée de 500 gr.

6 juin. Le dernier accès a eu lieu à 3 heures du matin.

8 heures..................	P. 105;	T. V. 39°
Midi.....................	— »	T. V. 38°,5.
6 h. du soir...............	P. 96;	T. V. 38°,2.
10 h.....................	»	T. V. 38°.

La malade est en partie sortie du coma : elle ne parle pas, mais la sensibilité est normale.

7 juin. A 7 heures du matin, P. 42; T. V. 38°, 8. La connaissance est revenue. La malade parle et se plaint d'un grand mal de tête. — Soir : P. 76; T. V. 37°,1.

Obs. XVI. — Eclampsie puerpérale. Grossesse à terme. Eclampsie. Température durant et après les accès. Urines albumineuses. Accouchements par le forceps. Marche de la température. Guérison. (Obs. de M. Bourneville.)

Bich..... (Blanche), 17 ans, est entrée le 27 décembre 1869, à l'hôpital Saint-Louis, salle Saint-Ferdinand, n° 13 (service de M. Hardy). Hier au soir, vers onze heures, elle a été prise d'attaques convulsives qui n'ont pas discontinué. A peine arrivée dans la salle, elle est prise d'une nouvelle attaque, après laquelle le pouls était à 128, et la température vaginale à 39°,2. Plusieurs accès se succèdent. La malade est dans le coma. Le col à peine dilaté comme une pièce de 1 franc. Des inhalations de chloroforme, jusqu'à résolution complète, ont fait cesser les crises de 11 h. 10 à midi 50.

De midi 50 à 1 h. 10, moment où nous voyons cette jeune fille, elle a eu quatre attaques. Nous assistons alors à une véritable série. Les convulsions affectent surtout la forme tonique. La T.V. était à 40°, quand est survenue une crise durant laquelle la température s'est élevée à 40°,2. Elle était descendue à 40°,1, lorsque de nouvelles convulsions l'on fait revenir à 40,2. Traitement : saignée de 450 grammes; ventouses sèches.

Une heure 50 minutes. — On applique le forceps au détroit supérieur, et on sort un enfant mort. Aussitôt après l'accouchement le pouls était à 146, la T.V. à 39°,6. Après la délivrance (2 heures 20 minutes) : P. 124; T.V. 39°,5.

5 heures. Pas d'accès depuis l'accouchement. P. 136; R. 28; T. V. 39°,9.

28 décembre, 10 heures. P. 120; T.V. 39°8. B... a eu cette nuit, deux attaques seulement. — 12 sangsues derrière les oreilles.

Soir. Pas de nouvelles attaques. Assoupissement. P. 120. T.V. 39°,6.

Le 29. P. 110; T.V. 39°4. Nuit calme. Lavement avec 60 grammes de miel de mercuriale. — Soir : P. 128; T. V. 40°.

Le 30. P. 104 ; T. V. 38°,8. — Soir : P. 120 ; T. V. 39°,7.
Le 31. P. 106 ; T. V. 38°,7. — Soir : P. 108 ; T. V. 37°,6.
1er janvier 1870. P. 112 ; T. V. 39°,3.
Le 2. P. 112 ; T. V. 38°,8. — Soir : P. 108 ; T. V. 37°,6.

Obs. XVII — Eclampsie puerpérale. Grossesse à terme. Attaques éclamptiques. Urines albumineuses. Température. Mort. (Obs. de M. Bourneville).

Bah..... (Marie), 19 ans, teinturière est entrée à l'hôpital Saint-Louis, le 16 juin 1869. A l'arrivée de la malade, à midi, on note les phénomènes suivants : stupeur profonde, yeux hagards; œdème des membres inférieurs; grossesse à terme : le col, assez haut, laisse entrer avec peine la première phalange de l'index. On nous assure que, depuis hier au soir, elle aurait eu plusieurs attaques convulsives. Bientôt en survient une durant laquelle le pouls est à 124, la respiration à 64, la température vaginale à 40°. Après une minute de répit, en apparaît une autre qui dure une heure et demie. Le thermomètre n'a pas bougé. Traitement : lavement purgatif; potion avec bromure de potassium, 6 grammes; sinapismes.

Six heures du soir. — Cinq accès depuis midi. Pouls assez petit, à 148 ; R. 68 ; T. V. 40° ; front brûlant, face colorée. Pupilles égales, notablement dilatées. Nulle trace de paralysie. — Le toucher vaginal fait constater une dilatation du col égale aux dimensions d'une pièce d'un franc. Huit ventouses scarifiées à la nuque. Bah..... meurt, sans avoir accouché à onze heures du soir.

Obs. XVIII. — Eclampsie puerpérale. Multipare. Eclampsie. Accouchement par le forceps. Trois attaques après l'accouchement. Coma. Urines albumineuses. Saignée. Mort. (Obs. recueillie par L. E. Dupuy, interne des hôpitaux.)

Guich....., 41 ans, est couchée au lit n° 16, de la salle Sainte-Adélaïde (service de M. Lorain). — Cette femme a été amenée à l'hôpital Saint-Antoine à onze heures du soir. — On vient de l'accoucher au forceps. Avant et pendant le travail, elle a eu plusieurs attaques d'éclampsie. Depuis l'accouchement, elle a eu trois nouvelles attaques.

Le lendemain 19 mars 1869, la malade est plongée dans le coma, et la perte de connaissance est complète. Le pouls à 112. — Saignée de 450 grammes. — Avant la saignée, la température vaginale était à 38°8; après la saignée à 38°. — Bientôt la malade semble revenir un peu au monde extérieur ; elle gémit et remue la tête de côté et d'autre. — La face est plus colorée et se couvre d'une sueur abondante.

Soir. Même état; le coma persiste. P. 100. T. V. 38°,4.

20 mars. La nuit a été meilleure; l'état conateux a cessé. Elle se plaint beaucoup. P. 92 ; T. V. 38°2.

Soir. Somnolence; respiration plaintive. P. 96. T. V. 39°,2. La malade retombe dans le coma et meurt le lendemain matin à 6 heures.

Obs. XIX. — Eclampsie puerpérale. Primipare. OEdème des membres inférieurs. Elévation progressive de la température. Agitation. Etat comateux. Lenteur du travail. Accouchement. Affaiblissement rapide. Mort. (Obs. recueillie par M. Bourneville.)

Fer....., 20 ans, lingère, est entrée, le 15 octobre 1871, a l'hôpital de la Pitié, salle Notre-Dame, n° 6 (service de M. Molland). Primipare. — Enceinte de 7 mois. Elle aurait eu une première attaque d'éclampsie à 5 heures du matin. Depuis lors jusqu'au moment de son admission à l'hôpital (midi), elle aurait eu de nombreuses attaques. A midi : pouls fréquent; T. V. 40°,3. Fer..... est dans le coma; elle vient d'avoir une attaque, avec trismus. Saignée de 600 grammes, suivie d'un répit de deux heures. — Soir : P. fréquent, T. V. 39°,3.

16 octobre. Une attaque à minuit. Pouls petit, régulier à 124 ; R. 22; T. V. 39°,8.

A 3 heures. T. V. 40°,1.

Soir. — Le pouls compté trois fois, varie entre 112 et 120; R. 22; T. V. 40°,2.

Le 17. A minuit, T. V. 40°,3. Ce matin : P. 120; T. V. 40°,5. Pas d'attaque.

Soir : P. 112, compté deux fois, régulier, mais petit ; T.V. 40°,7. Le col présente une dilatation de 4 à 5 centimètres.

8 heures du soir. La dilatation du col arrive à 6 centimètres de diamètre. Les douleurs sont plus fréquentes. P. 140. T. V. 40°,8. La poche des eaux crève à 8 h. 1/2. La tête descend jusqu'à la vulve. A à heures on applique le forceps. Aussitôt après l'accouchement : P. 140; T. V. 40°,6. On fait la délivrance à 9 h. 15; aussitôt après on note : P. 140; T. V. 40°8. La prostration est considérable.

Le 18. P. très-petit à 158 ; T.V. 41°,2. La peau est sèche, les membres sont dans la résolution.

Soir et 2 h. 1/2 T.V. 41°,8. Peu après la malade est prise de râle laryngo-trachéal et elle succombe à 4 heures. A ce moment, T. V. 42°,6.

Obs. XX. — Eclampsie puerpérale. Grossesse de huit mois. Albuminurie. Attaques éclamptiques. Marche ascendante de la température (38°,8 à 41°,2). Saignée. Anesthésie. Accouchement. Injections de chloral. Persistance des attaques. Mort. (Obs. de M. Bourneville.)

Lem..... (Elisa), 26 ans, cartonnière, est entrée le 27 janvier 1871 à l'hôpital de la Pitié, salle du Rosaire, n° 42 (service de M. Marrotte). Primipare. Enceinte, dit-on, de 7 à 8 mois. Ce matin, vers dix heures, elle aurait eu une attaque convulsive avec perte de connaissance, écume et cyanose. Depuis 2 heures de l'après-midi jusqu'à six heures, on a compté quatre attaques.

6 heures, soir. La malade est dans le coma et présente une cyanose assez prononcée. OEdème. Col dilaté de 2 centimètres. (Saignée de 300 grammes, lavement purgatif.) — Pouls 112. Température vaginale 38°,8.

10 heures. Après la saignée, la malade a paru un peu éveillée: De 6 heures à 10 heures, trois attaques. Pas de modification notable au toucher. P. 136; T. V. 39°,2. — La malade est éthérisée jusqu'à résolution complète. A 11 heures, la dilatation du col égale la largeur d'une pièce de 5 francs. Une attaque.

3 janvier. 2 heures. P. 140; T. V. 39°,6. Lem... a encore eu des attaques; elles n'ont pas été comptées. Le travail a bien marché; la tête est dans l'excavation. L'accouchement s'opère avec assez de rapidité. — Vésicatoires aux mollets; sinapismes sur les cuisses.

8 heures. P. 144; T. V. 40°. Huit attaques depuis l'accouchement. Coma profond, cyanose, etc. Pupilles très-dilatées; mouvements convulsifs des paupières. — Constipation; huile de ricin, 15 grammes; huile de croton, 2 gouttes.

Midi. Deux attaques. P. 140; T. V. 40°,4. — Injections sous-cutanées de 2 gr. de *chloral* (solution au tiers).

4 heures. Une nouvelle injection de chloral a été pratiquée à 2 heures (5 grammes). A ce moment, la température était descendue à 40°; une selle peu copieuse. Nous notons maintenant: P. 120; R. 40; T. V. 40°,4. A 6 heures, râle laryngo-trachéal. — La mort arrive à 8 heures du soir : T. V. 41°,2.

Obs. XXI.—Eclampsie puerpérale. Accouchement. Eclampsie rapide et considérable de la température. Mort. Néphrite parenchymateuse. (Quincke Berlin. Kl. Wochenschrift, 1869, n° 29.)

Kn..., âgée d'environ 30 ans, accouche le 4 décembre 1868 au soir, en venant de la Charité où fut faite la délivrance. Pas de renseignements. Le

5, à 5 heures du matin, convulsions cloniques-toniques générales, se répétant fréquemment dans la journée par accès, souvent plusieurs en une heure. — Les convulsions occupent tout le corps. — Respiration stertoreuse; pupilles dilatées; perte complète de la réaction. Pouls plein et dur. Choc du cœur fort; bruits purs. La vessie contient quelques centimètres cubes d'urine albumineuse. — Durant la nuit les convulsions se répétèrent plusieurs fois, mais cessèrent à 7 heures du matin (6 déc.). A 3 heures, coma avec sueur froide générale. A 9 heures 40, mort sans retour des convulsions. Voici la marche de la température.

DATES.	HEURES.	TEMPÉRATURE.	POULS.
5 déc.	5	39°,4	152
6 —	7,45	41°,8	148
—	9,40	mort	»
—	9,50	42°,9	»
—	9,57	43°	»
—	10,30	43°,1	»
—	11,25	43°,1	»

CHAPITRE TROISIÈME

CONSIDÉRATIONS SUR LA MARCHE DE LA TEMPÉRATURE DANS L'ÉCLAMPSIE PUERPÉRALE.

Une des maladies qui présentent le plus de desiderata est, à coup sûr, l'éclampsie puerpérale. Inconnue dans sa nature, d'un diagnostic parfois difficile, soumise aux traitements les plus opposés par le fait même de l'ignorance de la pathogénie et de l'incertitude du diagnostic, n'offrant au médecin que de maigres indications au point de vue du pronostic : telle se présentait cette affection, il y a quelques années à peine.

Depuis ce temps, des lacunes ont été comblées. Non pas, certes, que tout ait été fait : l'éclampsie puerpérale ouvre et ouvrira longtemps encore le champ aux hypothèses les plus vastes et les plus diverses. Mais, si aucun fait n'est venu révéler sa cause, un grand progrès n'en a pas moins été réalisé en ce qui concerne le diagnostic. Progrès fécond ; car il est facile de comprendre que d'une connaissance plus parfaite du diagnostic résultent des indications précieuses pour le pronostic et le traitement. C'est à M. Bourneville que nous sommes redevables de ce progrès, et il le doit lui-même à l'étude attentive de la température.

L'ouvrage de Wunderlich, — qui, en 1871, réunissait, croyons-nous, les connaissances thermométriques acquises à la médecine, ne contient aucune donnée sur la marche de la température dans l'éclampsie puerpérale. La question avait été si peu étudiée que l'état de la science se résumait presque, à cette époque, en une observation isolée, qui, malgré son intérêt, n'avait suscité aucune recherche de la part de son auteur (1).

Dès l'année 1869, sur les conseils de M. le professeur Charcot, M. Bourneville avait entrepris l'étude comparative de la

(1) Quincke, méd. allem. M. Bourneville n'eut connaissance de cette observation, qu'après la première publication de son travail. Voir chap. 1.

marche de la température dans les maladies du système nerveux (1). L'étude de la température dans l'éclampsie puerpérale lui permit de poser des conclusions, à l'aide desquelles il put différencier, d'une façon positive, l'éclampsie de l'urémie et de plusieurs autres affections, telles que l'épilepsie, l'hystéro-épilepsie. Au nombre de trois, ces conclusions ont trait : 1° à la marche de la température dans la maladie, à un point de vue général ; 2° à sa manière d'être au moment de l'accès; 3° à sa marche, quand la maladie doit se terminer par la guérison, — à sa marche quand elle se termine par la mort (2) : elles sont déduites rigoureusement des observations citées dans l'ouvrage. Le nombre de ces observations est, à la vérité, assez restreint (9 obs.); cependant, la concordance remarquable qu'elles présentent donnait certainement à l'auteur le droit d'établir ses propositions. Depuis lors, le nombre des observations s'est accru; de neuf, il s'est élevé à dix-sept (avril 1875) : ces huit cas nouveaux confirmèrent simplement les précédents.

Nous nous trouvons actuellement en possession de quatre observations inédites, dont une personnelle, une due à M. Pinard, et les deux autres à M. Budin, ce qui porte le nombre total publié jusqu'ici à *vingt et un*. Deux de nos nouvelles observations s'accordent en tous points avec celles de M. Bourneville; les résultats fournis par les deux autres s'en écartent notablement. Non pas qu'elles se placent en contradiction absolue avec les idées de M. Bourneville; et, en tout cas, vu leur petit nombre, ne les considérons-nous que comme une exception à la règle, ou si l'on veut, comme une variété. Elles ne s'adressent, du reste, qu'à la première conclusion de cet auteur, et, incidemment, à la troisième.

Cette première proposition pose en principe que « *dans l'éclampsie puerpérale la température monte depuis le début jus-*

(1) Recherches clin. et therm. sur les maladies du système nerveux.
(2) Voir page 6 les conclusions de M. Bourneville.

qu'à la fin. » Vraie dans la grande majorité des cas, cette proposition se trouve en contradiction avec deux de nos observations. Voici les faits :

Une femme primipare, âgée de 20 ans, est atteinte d'éclampsie puerpérale au 5 mois de sa grossesse.

La première attaque a lieu à 5 heures du matin; les attaques se succèdent ensuite nombreuses. MM. Hervieux et Tarnier jugent nécessaire de provoquer l'avortement. *Comme traitement la malade est soumise à des inhalations de chloroforme*, qui diminuent peut-être la violence des accès, mais qui ne paraissent point avoir eu d'influence sur leur répétition. La dernière attaque coïncide, à 5 heures du soir, avec l'expulsion du fœtus.

Depuis midi, la température a été prise régulièrement, toutes les demi-heures : *à* 39° *à midi, elle se maintient exactement au même chiffre, malgré* 9 *accès jusqu'à* 5 *heures du soir* (1).

Ainsi, dans ce cas, nous voyons qu'après s'être élevée au chiffre de 39°, la température reste stationnaire et présente, pendant cinq heures consécutives, un plateau uniforme, malgré la persistance des attaques éclamptiques et leur nombre considérable (une attaque toutes les demi-heures environ).

Tel est le premier fait. Le second présente une marche encore différente : en effet, au lieu de monter comme dans les cas de M. Bourneville, ou de rester stationnaire comme dans le cas précédent, *la température baisse quoique les accès subsistent*. Il suffit de jeter les yeux sur le résumé suivant de l'observation (2).

(1) Obs. de M. Pinard, chef de clinique de la Faculté. Pour plus de détails, voir l'obs II.

(2) Voir obs. I, recueillie dans le service de M. Depaul (obs. personnelle).

M. B..., primipare, âgée de 20 ans, grosse de 6 mois 15 attaques avant son entrée à l'hôpital. Saignée de 500 grammes à 9 heures. Malgré la saignée et l'acouchement naturel, qui a lieu à 11 h. 55, les accès continuent jusqu'à 4 h. 45.

La température a suivi la marche suivante :

T. A. avant la saignée : 39°,2.
9 heures. Saignée de 500 grammes.
9 h. 10. 1re attaque (à l'hôpital).
9 h. 45. 2e attaque.
10 h. 30. 3e attaque. T. A. 39°,4.
11 h. 55. 4e attaque. T. A. 39°,6.
12 h. 30. 5e attaque. T. A. 39°,8.
2 h. 40. 6e attaque. T. A. 38°,3.
4 h. 45. 7e attaque. T. A. 38°,4.

Dans le plus grand nombre des cas, nous l'avons dit, la température se comporte comme l'a indiqué M. Bourneville, c'est-à-dire qu'elle s'élève dès le premier accès, avant même, et continue à s'élever plus ou moins rapidement jusqu'au dernier, qu'il y ait mort ou guérison ; nous voudrions établir que cette proposition n'est pas aussi absolue qu'on pouvait le croire tout d'abord, et qu'il est des cas dans lesquels la température s'éloigne de cette marche caractéristique.

Il faut remarquer que les malades qui font le sujet de nos observations ont guéri ; que toutes deux ont été soumises à un traitement ; que ce traitement a été différent pour l'une et pour l'autre. Pendant cinq heures la première a été soumise à des inhalations de chloroforme ; la seconde a subi une saignée de 500 grammes. Il y a donc lieu de se demander si ce n'est pas sous l'influence du traitement que se sont produites les anomalies que nous avons signalées dans la marche de la température. Pour résoudre cette question, nous avons dû analyser les observations, dans le but de rechercher l'influence produite par les traitements dans les différents cas. En divisant les observations (1) en deux séries, d'un côté celles terminées par la mort, de l'autre celles terminées par la guérison, on arrive aux résultats suivants :

1° Saignée. Ethérisation jusqu'à résolution complète. Injections sous-cutanées de chloral : *après les injections seulement la température baisse légèrement de 4/10 de degré, mais elle remonte rapidement.* — *Mort.* (Voir obs. XX.)

2° Une saignée fait baisser la température de 8/10 de degré. *Mais l'abaissement ne persiste que peu de temps et est suivi d'élévation.* — *Mort.* (Voir obs. XVIII.)

3° Température 40°,3. Saignée. *La température tombe à* 39°,3. *Puis la température remonte,* 39°,8, 40°,1... etc., *et ne cesse de s'élever jusqu'à la mort* (42°,6). — (Voir obs. XIX.)

4° Saignée. Chloroforme. *Aucun abaissement de la température.* — *Mort.* (Voir obs. VII.)

En résumé, dans deux cas, abaissement assez notable, 1° environ; et, dans les deux autres, pour le premier, abaissement très-faible, nul pour le second. Mais le traitement n'a point en réalité entravé la marche de la maladie. En est-il autrement quand la maladie doit avoir une issue favorable ?

1° Inhalations de chloroforme. *La température monte de quelques dixièmes de degré.* Saignée (elle n'est faite que cinq heures après le dernier accès). — Guérison. (Voir obs. XVI.)

(1) En tout 9 obs., dans lesquelles on a institué un traitement. 4 obs. n'ont pas été analysés; mais les résultats qu'elles donnent sont identiques.

2° Bromure de potassium. — *Point d'abaissement.* — Guérison. — (Voir obs. VI.)

3° Inhalations de chloroforme. Chloral. *La température prise un grand nombre de fois; on ne constate pas un seul abaissement.* — Guérison. (Voir obs. V.)

4° Température, 39°,6. Saignée. *Diminution de 1/10 de degré.* (La saignée est faite après la deuxième et dernière attaque). Guérison. (Voir obs. III).

5° Une saignée pratiquée dès le début des accidents; *malgré cela la température s'élève.* 5 gr. de chloral : *la température ne baisse pas.* Guérison. (Voir obs. IV).

Quelle qu'ait été la thérapeutique employée, il est facile de voir que, dans aucun des cas de la série de guérisons que nous venons d'analyser, la température, en présence des accès, n'est restée stationnaire, ou ne s'est abaissée, comme dans nos observations; loin de là, elle augmente; et, quand la chute du thermomètre commence, c'est que les attaques ont cessé. Il est même très-remarquable que, dans les cas mortels, la défervescence de la température, sous l'influence du traitement, bien que de courte durée, n'en a pas moins été considérable, tandis que partout où la maladie se termine par la guérison, le thermomètre a subi une élévation, ou, du moins, est resté fixe; c'est une simple constatation qui résulte de la comparaison des faits; en tirer des conclusions serait, malgré tout, peut-être prématuré. Quoi qu'il en soit, les résultats auxquels nous arrivons viennent plaider en faveur de l'interprétation que nous avons donnée à nos deux observations : en effet, n'est-on pas en droit de conclure que, si le traitement (chloroforme, etc., ou saignée) a une action efficace sur la maladie elle-même, il n'entrave au moins en rien son évolution thermométrique? Il faut donc admettre que, dans nos deux cas, la marche particulière de la température n'a été provoquée, ni par les inhalations de chloroforme, ni par la saignée ; alors, il y aura place pour deux variétés particulières de cette marche, plus rares, mais ayant une existence à elles, indépendante absolument de la thérapeutique. D'où la nécessité d'apporter une restriction à la première loi formulée par M. Bourneville :

I. *Dans la grande majorité des cas*, dirons-nous, *la température monte depuis le début des accès jusqu'à la fin ; mais il peut se faire aussi, beaucoup plus rarement il est vrai, qu'elle reste stationnaire ou baisse, malgré les accès.*

Pour ce qui est des deux autres conclusions de M. Bourneville, nous nous contenterons de les transcrire ici, tout en faisant quelques réserves en ce qui concerne l'élévation de la température, occasionnée par l'accès et en modifiant la troisième proportion, suivant les données qui nous ont servi à modifier la première.

II. *Dans les intervalles des accès, la température se maintient à un chiffre élevé, et, au moment des convulsions, on enregistre une légère ascension de la colonne mercurielle.*

III. *Enfin, si l'état de mal éclamptique doit se terminer par la mort, la température continue d'augmenter et parvient à un chiffre très-élevé ; si, au contraire, les accès disparaissent et si le coma diminue ou cesse d'une manière définitive, la température s'abaisse progressivement et revient au chiffre normal. Il peut arriver aussi, cependant, que la température commence à baisser avant la cessation des accès.*

CHAPITRE IV.

DU DIAGNOSTIC DE L'ÉCLAMPSIE PUERPÉRALE AU MOYEN DES INDICATIONS THERMOMÉTRIQUES.

Un diagnostic classique depuis les travaux de M. Bourneville, est celui de l'urémie et de l'éclampsie puerpérale : nous n'avons qu'à adopter les conclusions de cet auteur.

Après avoir présenté rapidement le diagnostic, facile de l'éclampsie et de l'épilepsie, beaucoup plus difficile, au contraire, de l'état du mal épileptique, — puis de l'hystérie, de l'hystéro-épilepsie et de l'hémorrhagie cérébrale, nous arriverons à la publication de deux faits nouveaux, ayant presque donné lieu à des erreurs de diagnostic, que le thermomètre était en état de relever avec la plus grande facilité : ce sont deux cas, l'un de tumeur cérébrale, l'autre de méningite cérébro-spinale.

Urémie.— Au début, on note un abaissement de la température dans l'urémie et une élévation de la température dans l'éclampsie puerpérale. Dans le cours de l'urémie, la température baisse progressivement, tandis que dans le cours de l'état de mal éclamptique, elle s'élève de plus en plus, à partir de l'éclosion des accès, et cela avec une grande rapidité. Ces différences s'accentuent aux approches et au moment même de la mort : dans l'urémie, la température descend très-bas, bien au-dessous du chiffre normal (28°,1) ; dans l'éclampsie puerpérale, elle arrive, au contraire, à un chiffre très-élevé (43°) (1).

Epilepsie et Etat de mal épileptique. — On établit aujourd'hui une distinction entre les mots épilepsie et état de

(1) Bourneville. In Etude therm., etc., et plus récemment (avril 1875) in Arch. de tocologie, p. 205.

mal épileptique. Chez un individu épileptique, les accès se reproduisent tous les huit jours, tous les jours, plusieurs fois même par jour : cet individu est *en état d'épilepsie*, mais il n'est pas *en état de mal épileptique*. Que faut-il donc entendre par ces mots? Selon M. Bourneville, cet état est caractérisé par la répétition, pour ainsi dire incessante, des accès, qui souvent deviennent subintrants; par un collapsus variable en degré, pouvant arriver jusqu'au coma absolu sans retour de la lucidité; par la fréquence du pouls et de la respiration ; et, comme nous le verrons, *par une élévation considérable de la température*, élévation qui persiste dans les cas où il y a de brefs intervalles entre les accès convulsifs.

I. Nous avons dit, en commençant ce chapitre, que le diagnostic différentiel de l'éclampsie puerpérale et de l'épilepsie ne présentait pas, grâce au thermomètre, une bien grande difficulté.

Westphal, cité par Wunderlich, a rapporté des observations dans lesquelles des élévations thermiques considérables s'étaient accidentellement produites chez des aliénés paralytiques, au moment d'attaques apoplectiques et épileptiformes. Mais Westphal démontre «que ces élévations n'ont aucun rapport avec les convulsions ni avee leur degré de violence, qu'elles se produisent aussi quand les mouvements convulsifs sont très-légers, et même quand ils font complètement défaut; qu'en outre, les accès épileptiques par eux-mêmes n'élèvent pas sensiblement la température.» Wunderlich, à qui nous empruntons ces détails, cite seulement Westphal, sans le critiquer ni l'appuyer de son autorité (1).

Les conclusions du médecin allemand ne se trouvent pas du reste, en contradiction avec les résultats auxquels est

(1) Wunderlich. De la température dans les maladies, p. 433, Paris, 1872.

arrivé M. Bourneville. *Sous l'influence des accès d'epilepsie la température s'élève légèrement*; l'écart qu'elle subit varie entre 0°,2 et 1 degré au plus. Un malade, par exemple (température normale 36° 6), présente pendant le cours d'une attaque 38° 6 : c'est là un maximum ; le plus généralement, la température, pendant les attaques, ne dépasse guère 38°. *L'accès terminé, la température baisse pour n'augmenter qu'au moment d'une nouvelle crise*; ce point seul suffit à différencier l'épilepsie de l'éclampsie puerpérale (1). Toutes les fois donc qu'un malade présentera un accès convulsif dans des conditions telles que le diagnostic puisse être douteux, le thermomètre tranchera infailliblement la difficulté : Si, après un accès isolé, la température baisse, pour revenir au chiffre physiologique, on pourra, à coup sûr, supprimer des hypothèses possibles celle d'une éclampsie puerpérale.

II. Il faut bien le dire, l'utilité pratique du diagnostic différenciel de l'éclampsie puerpérale et de l'état du mal épileptique n'est peut-être pas bien réelle. Un premier fait, dont il faut tenir compte, c'est que, dans l'immense majorité des cas, les épileptiques enceintes ne paraissent pas sujettes à des accidents convulsifs; les statistiques de la Salpêtrière l'établissent suffisamment. D'un autre côté, les éléments de diagnostic, autres que ceux fournis par le thermomètre, ne feront pas défaut. Dans l'état de mal épileptique, il n'y aura généralement ni albumine dans les urines, ni œdème des membres, ni bouffissure de la face. Il sera souvent facile, en outre, de se reporter aux antécédents, et l'on pourra noter alors l'absence ou l'existence d'abcès épileptiques antérieurs. Ce seront là, à vrai dire, les véritables éléments de diagnostic ; et les indications, données par la thermométrie, ne jetteront, le plus souvent, que peu de lumière sur la nature de la maladie.

(1) Et à différencier aussi l'épilepsie de l'état du mal épileptique, comme on le verra plus loin.

La courbe de la température dans l'état de mal épileptique est, en effet, la même que celle de l'éclampsie puerpérale : elle monte progressivement, s'arrête et descend progressivement après la cessation des accès.

Il est un cas cependant où le diagnostic thermométrique est, à la rigueur, possible : c'est lorsque l'état de mal épileptique présente les deux périodes *convulsive et méningitique* décrites par M. Bourneville.Dans la période convulsive, la température s'élève depuis le commencement des accès jusqu'à la fin, soit de 37° 5, par exemple ; à 41°. A ce moment, deux cas peuvent se présenter : la mort se produit — elle se produit alors à la fin de la période convulsive — *ou la température baisse*. Si la température baisse, ou bien cette rémission sera vraie et le malade guérira, ou bien ce sera une fausse rémission, sorte d'intremédiaire entre la période convulsive et la période méningitique : dans ce dernier cas, la température qui, partie de 38°, s'est élevée jusqu'à 41°, puis est redescendue au-dessous de son point de départ, s'élève subitement de nouveau et atteint un fastigium égal ou même supérieur au premier (1). Eh bien, dans cette élévation, qui succède ainsi à cette chute de la température, n'y a-t-il pas une indication thermique applicable au diagnostic ?

Nous pourrions donc dire : Dans le cas, où chez une femme enceinte, supposée atteinte d'éclampsie puerpérale, la température subirait d'abord une élévation propre à confirmer ce diagnostic, s'il se produisait ensuite une dépression suivie d'une élévation subite, rattacher les accidents à la période meningitique de l'état de mal épileptique.

HYSTÉRIE ET HYSTÉRO-ÉPILEPSIE. — Dans l'hystérie pure, la température ne paraît pas subir de modifications pendant

(1) Mouvement médical, 1872, n° 19, p. 190, obs. II, fig. 2.

les attaques. Une observation très-concluante se trouve dans l'ouvrage de M. Bourneville : une jeune fille a des attaques hystériques deux jours de suite; *le thermomètre, avant, après et entre les attaques, reste à* 37°,2. »

Dans l'hystéro-épilepsie, la température *s'élève pendant les attaques plus ou moins haut*, mais une fois l'accès passé, elle descend progressivement au chiffre physiologique.

Exemple :

10 minutes	après le début.	T. V.	38°
25	—	—	38°,3.
35	—	—	38°,5.
45	— l'attaque est à sa fin	—	38°,4.
1 h. 10	— l'attaque étant finie	—	37°,9.
1 h. 20	—	—	37°,9.
1 h. 40	—	—	37°,7.

Le diagnostic différentiel de l'hystérie et de l'éclampsie est donc bien simple : pas d'augmentation de la température, pas d'éclampsie.

Quant à l'hystéro-épilepsie, nous répéterons ce que nous avons dit déjà pour l'épilepsie : Si la température s'étant élevée pendant l'accès, baisse ensuite pour revenir au chiffre physiologique, il faut écarter l'hypothèse d'une éclampsie puerpérale.

Hémorrhagie cérébrale. — Il serait, à la rigueur, possible de confondre le coma de l'éclampsie avec celui de l'hémorrhagie cérébrale. Quelles ressources pourrait-on tirer du thermomètre? Au début, dans l'hémorrhagie, il y a un abaissement de la température, mais suivi bientôt d'une élévation considérable. Si donc l'on a affaire au commencement d'un coma dû à l'hémorrhagie cérébrale, le diagnostic sera possible, puisque, dans ce cas, il y aura abaissement, tandis qu'il y aurait élévation considérable si le coma était éclamptique; si le coma de l'hémorrhagie était plus ancien, nous ne voyons pas, par le thermomètre, de moyen de diagnostic.

TUMEUR CÉRÉBRALE ET MÉNINGITE CÉRÉBRO-SPINALE. — Voici maintenant les deux faits, dont nous avons parlé plus haut, le premier de tumeur cérébrale, le second, de meningite cérébro-spinale. On verra, dans les deux cas, combien le thermomètre tranchait facilement le diagnostic *négatif d'éclampsie.*

I. — Tumeur cérébrale d'origine hémorrhagique chez une femme primipare âgée de 22 ans. Enceinte de sept mois. Accidents épileptiformes. Mort. Opération césarienne post mortem. Enfant ayant vécu trois heures. (Obs. inédite, rec. par M. Pinard.)

La nommé P..., âgée de 22 ans, fut apportée à la Maternité le 4 décembre 1873 à 3 heures du soir et couchée au nº 1 de la salle Sainte-Adélaïde (service de M. Tarnier, suppléé par M. Polaillon). D'après le dire des personnes qui l'accompagnaient, cette femme avait eu chez elle de nombreuses *attaques d'éclampsie.*

A son arrivée dans le service elle est plongée dans une prostration profonde. Les yeux sont fermés, et ce n'est qu'en insistant beaucoup qu'on peut la tirer de cet état somnolent. Elle répond difficilement et d'une façon incohérente aux diverses questions qu'on lui adresse. Elle ne peut donner aucun renseignement sur sa maladie. Elle n'est pas infiltrée ; les téguments sont pâles et flasques : il existe un certain embonpoint. La sensibilité est intacte, quant à la motilité, elle est normale à droite ; mais à gauche, elle est légèrement affaiblie aussi bien au membre supérieur qu'au membre inférieur. La langue elle-même au moment de sa projection est déviée à gauche. Les paupières sont exactement abaissées des deux côtés. Les deux narines sont semblables. Il n'y a pas de strabisme et les pupilles sont largement dilatées.

Le ventre est régulièrement développé et offre le volume qu'on observe généralement dans une grossesse de 6 mois 1/2 à 7 mois. Le fœtus est très-agité; le maximum des bruits du cœur s'entend très-bien dans la région hypogastrique et un peu à gauche. Par le toucher vaginal on reconnaît que le col est presque complètement ramolli : il a encore toute sa longueur et l'orifice externe est exactement fermé. La vessie contient peu d'urine : on pratique le cathétérisme ; l'urine recueillie est transparente et de couleur citrine; analysée avec soin, elle ne renferme ni albumine ni traces de sucre. La respiration est légèrement stertoreuse, mais régulière (24 inspirations par minute). Le pouls est à 80 et la température axillaire à 37°,2. — Traitement : lavement purgatif, sinapismes. Bouillon, dont quelques cuillerées furent avalées avec la plus grande peine.

5 décembre. La nuit a été calme, il n'y a point eu de phénomènes convulsifs, mais il y a eu de l'incontinence d'urine et des matières fécales. — Ce matin, même état. M. Polaillon rejette le diagnostic d'Eclampsie puerpérale et pense qu'il existe plutôt une tumeur cérébrale d'origine syphilitique. En conséquence il ordonne une potion contenant 2 gr. d'iodure de potassium, du vin et du bouillon.

Le soir au moment de la visite, j'assiste à un accès convulsif (le premier depuis son entrée à la Maternité). Les mains se retournent, les membres supérieurs et inférieurs se fléchissent et se contractent violemment. Les yeux restent fermés; la face se congestionne ; un spasme tonique survient et dure quelques secondes, puis immédiatement après, coma. Durée totale de l'accès, une minute. En somme, une période tonique, une tonique très-court et aussitôt le coma. P. 84 ; T. 37°,3. Dans la nuit 5 ou 6 attaques semblables furent observées.

6 décembre, matin. Toujours même état somnolent. P. 80; T. 37°,3. Dans la journée apparition du hoquet. Quatre attaques dans les vingt-quatre heures.

Le soir, même pouls et même température. Son mari est venu la voir dans la journée, mais elle n'a pas semblé le reconnaître. Voici les renseignements que le mari nous a donnés. La femme a toujours joui d'une bonne santé, mais depuis un an elle dut cesser de faire des ménages, tant elle se trouvait faible. Elle devint enceinte au mois de mai et dès cette époque elle commença à déraisonner par moments. Les vomissements se montrèrent au mois d'août, mais ne durèrent pas trop longtemps et furent attribués à la grossesse. Dès les premiers jours de novembre elle dut rester au lit, car elle ne pouvait plus se tenir debout. A la fin du même mois, il y eut de l'incontinence des urines et des matières fécales. Les premières convulsions se montrèrent le 2 décembre. Deux médecins qui la virent alors crurent à de l'éclampsie et conseillèrent à la famille de l'amener à la Maternité, où, dirent-ils, on l'accouchera et tous les accidents disparaîtront. Le mari nie absolument la syphilis.

7 décembre. Les crises deviennent plus fréquentes et plus intenses. La congestion de la face et des extrémités devient de plus en plus marquée à

chaque attaque. Il y a une véritable cyanose. P. 124; T. 38°. — Soir. P. 128. T. 38°,2.

Dans la nuit, à 1 heure du matin, une saignée de 300 gram. est pratiquée, car l'asphyxie est imminente, les accès revenant toutes les 10 minutes. Immédiatement les attaques cessent et l'Intelligence semble reparaître. La malade ouvre les yeux, et, interrogée sur ses souffrances, elle repond lentement et péniblement que la tête la fait horriblement souffrir. Puis elle s'endort jusqu'au lendamain matin.

8 décembre, à 7 heures du matin, le hoquet reparaît; puis à 10 heures nouveaux accès convulsifs. P. 132; T. 38°,4. — *Traitement* : lavement purgatif. — Dans la journée et la nuit 12 accès.

9 décembre, matin. Coma profond, interrompu par des convulsions qui reviennent toutes les heures environ. La sensibilité persiste : mais les joues deviennent flasques, la malade fume la pipe et de l'écume apparaît à la bouche. La déglutition devient impossible. Si on lui pince les membres inférieurs, immédiatement sa figure se contracte et ses bras s'agitent. Le pouls est tellement fréquent qu'on ne peut guère le compter. T. 39°.

Soir. T. 40°. Les attaques se succèdent sans interruption pendant la nuit et la mort arrive à 8 heures du matin. Cinq minutes après, en présence de M. Hervieux, je pratique *l'opération césarienne*, car les battements du cœur de l'enfant s'entendent encore. J'extrais l'enfant qui est en état de mort apparente. Malgré tous les soins possibles, il meurt à onze heures du matin.

Autopsie de la mère faite le 11 *décembre*. — A l'ouverture du crâne, on trouve que les circonvolutions cérébrales sont aplaties, non-seulement sur la face convexe, mais encore sur la face concave. La dure-mère est incisée: les vaisseaux cérébraux sont médiocrement gorgés de sang. La masse encéphalique est détachée. Sur la sur face du cerveau on ne trouve point d'épaississement de l'arachnoïde, point de granulations de nature tuberculeuse ou autre. Point de tumeurs. La glande pinéale est volumineuse; elle offre une dureté squirrheuse et elle a érodé la selle turcique dont les apophyses postérieures ont disparu. Le cervelet est sain. Après l'avoir enlevé on trouve sur la face inférieure des cornes cérébrales postérieures, une tuméfaction fluctuante qui permet de constater à travers l'écorce cérébrale la présence d'une grande quantité de liquide dans les ventricules latéraux. Le ventricule latéral gauche est incisé par sa face supérieure et laisse écouler une grande quantité de liquide sero-sanguinolent. Le ventricule latéral droit est incisé de la même manière à sa partie postérieure et laisse écouler une grande quantité de la même sérosité, mais mêlée à des caillots rouges foncés de la consistance de la gelée de groseille. En prolongeant l'incision vers la partie antérieure, on trouve que cette partie antérieure du ventricule est distendue par une grande quantité de caillots dont on peut évaluer le volume total à celui d'une orange de moyenne grosseur. En se débarrassant avec un filet d'eau de ces caillots, on trouve implantée sur la paroi latérale et supérieure de ce ventricule une *tumeur* mamelonnée qui primitivement était envelopée par tous ces caillots. Cette tumeur paraît implantée sur la paroi latérale externe du ventricule latéral droit en avant de la couche optique. Elle se détache facilement et on trouve que son point d'implantation est formée par la substance cérébrale qui limite le ventricule et que cette substance est ramollie. Les parois de ce ventricule sont amincies par la distension et ramollies sans présenter d'injection. Les circonvolutions de l'insula à droite sont extrêmement ramollies. La substance blanche ramollie présente une teinte jaune clair. Le ramollissement s'étend jusqu'à la couche optique et au pédoncule cérébral, qui eux-mêmes présentent leur consistance et leur coloration normales et ne paraissent pas malades. Le septum lucidum paraît intact. Le corps calleux droit ne paraît ramolli qu'au niveau de sa partie antérieure. Sur la voûte du ventricule latéral, on trouve implanté un petit mamelon gros comme une lentille, lequel paraît être une tumeur de même nature que la grosse. Cette dernière est mamelonnée, on trouve 6 ou 7 mamelons, gros soit comme une noix, soit comme une grosse noisette. Elle est limitée par une membrane bien organisée. La couleur est rouge foncée et elle contient beaucoup de sang en état de coagulation gélatiniforme.

L'examen histologique a été fait par mon excellent ami le Dr *Renaut*. En voici le résultat : La masse de la *tumeur* était formée par du sang, enveloppée d'une membrane que l'on pouvait séparer facilement en une série de lamelles de plus en plus minces en allant de la périphérie au centre. Toutes ces lamelles étaient constituées par un lacis extrêmement serré de vaisseaux capillaires présentant des caractères embryonnaires dans les lamelles périphériques, beaucoup mieux organisés au contraire que celles avoisinant le caillot, et, même sur un certain nombre de points à ce niveau ayant subi une atrophie granulo-graisseuse plus ou moins complète. Il est permis de supposer d'après ces faits, qu'un foyer hémorrhagique, développé d'une manière quelconque et enveloppé d'une fausse membrane a été le siége d'une organisation périphérique siégeant dans la fausse membrane elle-même, qui s'est vascularisée comme se vascularise une fausse membrane pleurétique ou péricardique par exemple (très-probablement par suite de l'organisation d'un réseau vaso-formatif dans la pseudo-membrane). La résorption complète de la fibrine, excepté dans les couches les plus périphériques, permet en outre de penser que la lésion est ancienne et que son évolution a été lente.

Comment pouvait-on, à l'aide de la température, rejeter le diagnostic d'éclampsie puerpérale?

Consultons le tableau de la température :

4 décembre, soir. T. 37°,2; P. 80.

A ce moment, la malade avait eu de nombreuses attaques éclamptiques.

5 décembre, soir. T. 37°,3; P. 84.

Un accès dans l'intervalle.

6 décembre, matin. T. 37°,3; P. 80.

Dans la nuit, cinq attaques.

Un coup d'œil suffit pour porter un diagnostic négatif en ce qui concerne l'éclampsie. Après de nombreuses attaques, la température est de 37°,2. Si nous avions eu affaire à l'éclampsie, la température eût été beaucoup plus élevée. Du reste, les accès se reproduisent dans la nuit du 5 au 6, et la température ne monte pas davantage : on pouvait dès lors affirmer que cette malade n'était pas éclamptique.

Ainsi que nous l'avons vu, l'autopsie démontra l'existence d'une tumeur cérébrale d'origine hémorrhagique.

II. — Méningite cérébro-spinale. Femme à terme. Mort. (Obs. recueillie par M. Gaston, externe des hôpitaux.)

La nommée Marie Q..., marchande à la halle, est entrée à l'hôpital des Cliniques (service de M. Depaul), le 26 mars 1875. Elle est primipare et à terme. Elle est d'une bonne constitution, mais elle a des habitudes alcooliques. Pendant le cours de sa grossesse, elle n'a pas cessé d'éprouver de la *céphalalgie* qui depuis six semaines est devenue plus forte et plus continue. 15 jours avant son entrée, elle a été prise de *vomissements*, en même temps qu'est survenu un certain embarras de la parole et un changement notable dans le caractère, changement qui a été remarqué par la malade elle-même, et par les personnes de son entourage. Habitant dans des lieux sains, elle n'a jamais eu de rhumatismes ; dans sa jeunesse elle a eu une fièvre typhoïde.

Sur les conseils d'une sage-femme, qui lui prédit un accouchement anormal, elle fut apportée le 26 mars à l'hôpital des Cliniques, et le 27, à la visite du matin, on constata l'état suivant :

Cette femme est enceinte et à terme. Par le palper et le toucher on constate que l'enfant est en position O. I. G. A.; que le col est effacé et qu'il offre une dilatation égale à la largeur d'une pièce de 50 centimes. On entend les bruits du cœur du fœtus. L'utérus est le siége de contractions faibles et éloignées. Il y a des douleurs de reins très-vives.

Etat général. — Pas d'œdème, pas de varices au membre inférieur. Les urines ne contiennent pas d'albumine. Rien du côté du cœur et du poumon. La malade est toujours couchée sur un des côtés; le décubitus dorsal lui est pénible. La face est injectée, la physionomie exprime la souffrance. La malade se plaint en effet *de violents maux de tête, siégeant surtout dans les régions frontales et occipitales.* Il y a de la *photophobie,* aussi les paupières sont toujours fermées. Lorsqu'elle ouvre les yeux, on constate du strabisme, qui existe, dit-elle, depuis son enfance, mais qui serait plus prononcé depuis quelques jours. La paupière supérieure gauche est en prolapsus. On constate *quelques petits mouvements fibrillaires du côté des muscles de la face* et un léger tremblement de la langue qui n'est pas déviée lors de sa projection. Il y a une sécheresse particulière de la narine gauche, coïncidant avec une hyperesthésie de la narine droite. L'ouïe est diminuée. Il y a une contracture très-prononcée et douloureuse des muscles de la nuque.

La sensibilité générale est profondément atteinte : Le moindre attouchement sur tous les points du corps est douloureux. La motilité est aussi modifiée : la station debout est impossible, et le corps a de la tendance à s'incliner du côté gauche. La tête est fortement inclinée en arrière et paraît enfoncée entre les épaules. La pression le long du rachis est très-douloureuse.

Voici la marche que suivit la température prise dans l'aisselle :

Le 26 au soir. T. A. 41°. P. 84.

Le 27 au matin. T. A. 39°,4.

Soir. 41°,2.

Le 28 au matin. T. A. 40°.

Soir. 41°,1.

36 inspirations par minute.

L'accouchement naturel eut lieu le 29 à minuit 1/2. Délivrance naturelle. Elle meurt le 30 à 5 heures du matin.

Nous regrettons que l'observation ne soit pas accompagnée de l'autopsie : nous n'avons pu nous la procurer dans tous ses détails ; en tout cas, le diagnostic *post mortem* était bien certainement méningite cérébro-spinale.

Cette observation ne donna pas lieu précisément à une erreur de diagnostic. Bien que la malade parût présenter certains prodromes caractéristiques tels que céphalalgie très-vive, troubles de la vue, vomissements, M. Depaul émit, avec des réserves, l'hypothèse d'une éclampsie puerpérale. Du reste, la température vint démontrer bientôt qu'il n'en était rien.

La première température prise le jour de l'entrée, au soir (41°), ne permettait pas absolument de rejeter l'éclampsie, (bien qu'il n'y eût pas eu d'accès). Il est bien certain, en effet, que la température peut monter avant le premier accès : le chiffre très-élevé était cependant insolite. Mais le pouls était à 84. Dans l'éclampsie, c'est une règle absolue, le pouls suit la marche de la température. — Dès ce moment le diagnostic éclampsie pouvait presque être rejeté.

Le lendemain matin, la température est à 39°,4 ; le soir, à 41°,2. Cette chute au matin (1°,6), cette recrudescence vespérale (1°,8), jugeant absolument la question, il était facile de conclure que l'on n'avait pas affaire à une éclampsie puerpérale.

CHAPITRE V.

ÉLÉMENTS DE PRONOSTIC ET DE TRAITEMENT FOURNIS PAR LE THERMOMÈTRE DANS L'ÉCLAMPSIE PUERPÉRALE.

A nos yeux, ce qui semble, dès maintenant, se dégager des faits, c'est que plus on avancera dans la question, plus on diminuera la valeur pronostique accordée à l'accès. — Le degré de gravité de la maladie ne sera plus regardé comme subordonné au nombre ou à la gravité des attaques éclamptiques, mais à l'élévation plus ou moins grande de la température. Considéré jusqu'ici comme le point capital l'accès se réduira donc en une donnée minime, d'où cette conclusion : « Au point de vue de la gravité du mal, l'accès n'est que peu de chose, la température est tout. »

Quoi qu'il en soit, nous pouvons, dès maintenant, formuler une règle générale de pronostic, confirmée par toutes les observations. Elle n'est, du reste, que le corollaire de l'une des propositions de M. Bourneville :

Toutes les fois que la température, après avoir suivi sa marche caractéristique qui lui est propre dans l'éclampsie puerpérale, s'abaisse progressivement, porter un pronostic favorable.

Dés l'année 1872, dans un article de la Gazette des Hôpitaux, M. Budin, alors interne à la Maternité, s'était préoccupé de la valeur des mensurations thermométriques pour le pronostic de l'éclampie puerpérale, et aussi pour le traitement : « L'étude de la température, écrivit-il à cette époque, ne permettrait-elle pas, non-seulement de préciser le diagnostic, mais encore faire mieux, juger du pronostic et du moment où l'intervention devient nécessaire ? »

Nous venons de voir la règle de pronostic qu'il est permis de suivre désormais ; nous allons exposer maintenant les règles qui doivent présider au traitement. Leur union est intime. Ces dernières, en effet, se résumant en ces mots, *intervention* et *non-intervention*, il est clair que l'intervention résultera, dans le premier cas, d'un pronostic plus grave, et l'expectation, dans le second cas, d'un pronostic plus favorable.

Hâtons-nous de dire qu'en parlant de l'intervention où de la non-intervention de la thérapeutique, c'est la saignée surtout que nous avons en vue. Les inhalations de chloroforme, le chloral, les injections sous-cutanées de chloral ou de chloroforme, le bromure de potassium, ne nous paraissent point offrir les mêmes inconvénients. Cependant, la saignée est encore considérée aujourd'hui par un grand nombre de praticiens comme le meilleur mode de traitement de l'éclampsie puerpérale : c'est peut-être le meilleur, mais, c'est à coup sûr le plus grave, parce que son effet n'est pas seulement un effet immédiat, comme celui du chloral, du chloroforme, mais qu'il se fait sentir encore à longue échéance. Une femme en couches est, sans contredit, une femme très-anémiée par le fait de la grossesse, exposée à des hémorrhagies par le fait de l'accouchement, dans un état tel en un mot, qu'une soustraction de 600, 1,200, 1,500 grammes de sang peut avoir pour la malade les conséquences les plus fâcheuses, et tout au moins celles-ci : rendre la convalescence plus longue, plus difficile.

Etant donné ces considérations, nous nous croyons autorisés à formuler le précepte suivant :

S'abstenir d'émissions sanguines,

Si, après avoir suivi une marche ascensionnelle, la température baisse, les accès ayant d'ailleurs cessé ; — si, en dépit de la persistance des accès, la température n'étant pas très-élevée reste stationaire ; — si, bien que les attaques durent encore, le thermomètre s'abaisse;

Si la températnre suit une marche lente ; si enfin, malgré des accès répétés et assez violents, le thermomètre n'atteint pas un chiffre élevé.

Ira-t-on plus loin ? Donnera-t-on des règles plus nombreuses et plus précices ? Pour nous, nous sommes loin de penser que l'étude de la température dans l'éclampsie puerpérale soit parfaite dès aujourd'hui : nous ne croyons donc pas la chose impossible, mais il faudra beaucoup d'observations nouvelles, et la plus grande attention de la part des observateurs.

Quant à l'influenee du traitement sur la marche de la température, nous avons vu qu'elle se réduisait à rien, ou presque rien, du moins dans ses effets immédiats. Si, en effet, la température tombe parfois légèrement, le plus souvent elle reste stationnaire, ou elle s'élève. Nous avons même remarqué un fait déjà signalé plus haut : dans les cas mortels, la température baisse davantage, sous l'influence d'un traitement, que dans les cas terminés par la guérison.

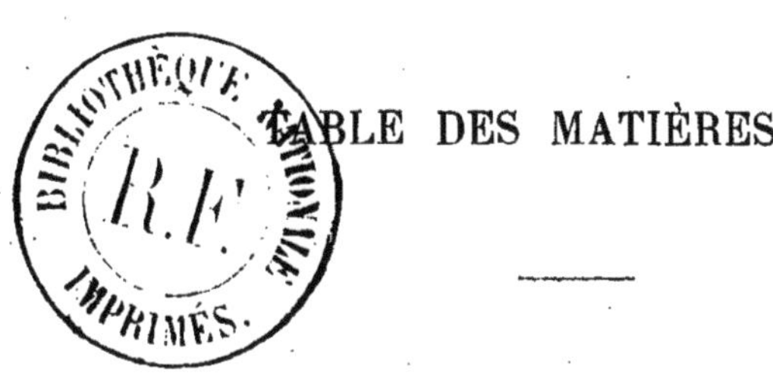

TABLE DES MATIÈRES

Paris. — A. Parent, imp. de la Faculté de Médecine, rue Monsieur-le-Prince, 31.

www.ingramcontent.com/pod-product-compliance
Ingram Content Group UK Ltd.
Pitfield, Milton Keynes, MK11 3LW, UK
UKHW021137230726
13926UKWH00002B/854

9 782019 247379